努力なし！70歳から脳が成長するすごいライフスタイル

医学博士／「脳の学校」代表
加藤俊徳
TOSHINORI KATO

序章

日常のわずかな工夫で あなたの脳は劇的に成長する

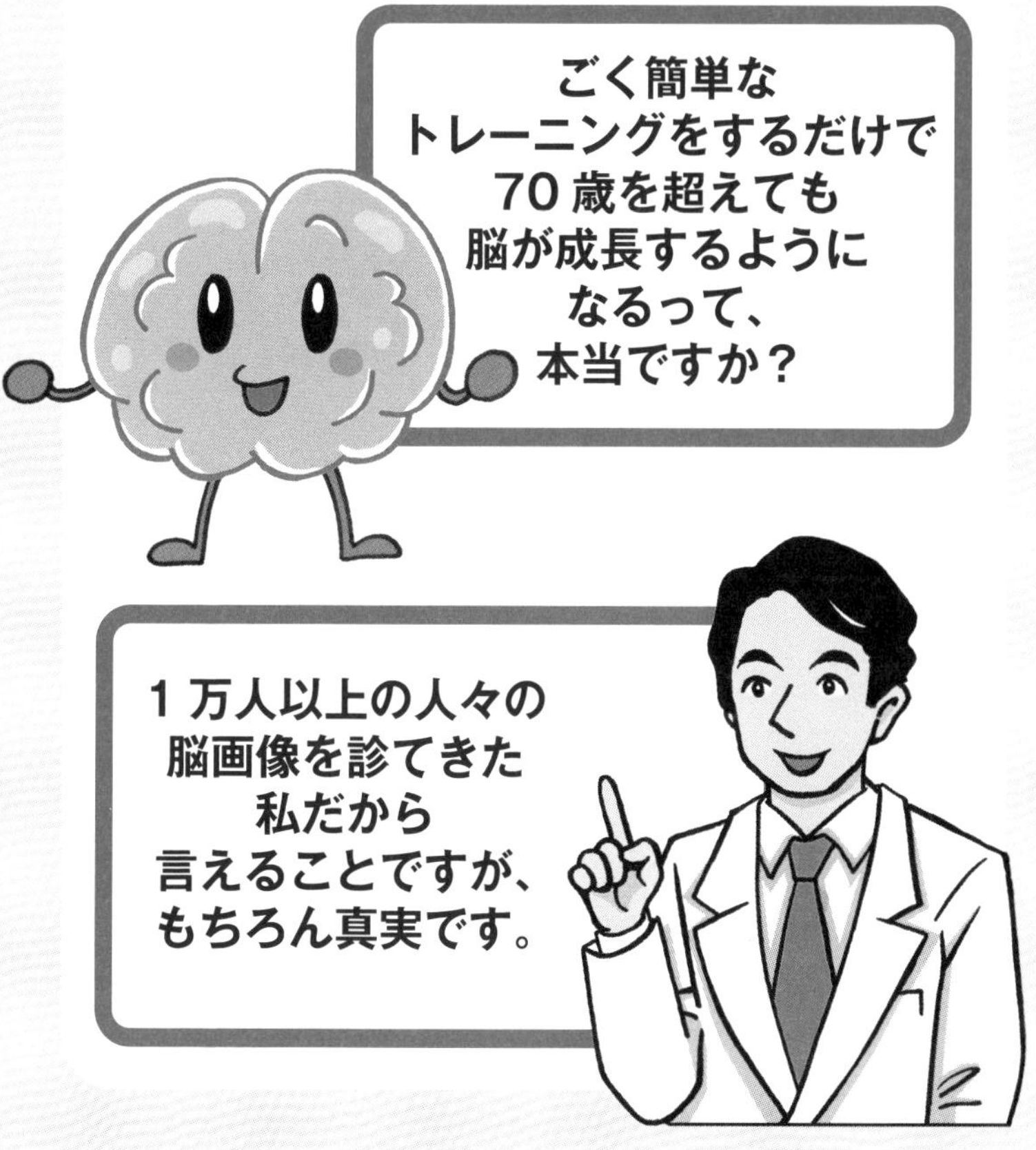
ごく簡単な
トレーニングをするだけで
70 歳を超えても
脳が成長するように
なるって、
本当ですか？
1 万人以上の人々の
脳画像を診てきた
私だから
言えることですが、
もちろん真実です。

ほんの少しのトレーニングで脳は死ぬまで成長する

若い人の多くが電子書籍で本を読んでいるのを見ると、「これは便利そうだ。電車の待ち時間や移動中でも読めるし、辞書もすぐに引ける」と興味津々になります。

しかし一方で、**「電子書籍で読んでも紙の本と理解力に差は出ないのだろうか？」**と疑問が湧いてきます。

たとえば、タクシーに乗ってばかりいると体は楽ですが、歳をとると、足腰が弱ってきます。そのような生活を送っていて久しぶりに自分の足で歩くと、少し歩いただけで疲れてしまい、休みたくなってきます。

電子書籍による読書は、紙の本よりも便利なところは確かにありますが、タクシーによる移動のような落とし穴はないのでしょうか？

にあるのです。

詳しい解説は、第1章にゆずり、結論だけをお話ししますと、落とし穴は確実にあるのです。

電子書籍で本を読んだ人と、紙の本で読んだ人を比較すると、電子書籍で読んだ人のほうが、内容を理解するという点において劣るのです。

このように本書の前半では現在身近に接しているデジタル機器の使用から、人間の生活に欠かせない「食べること」「眠ること」「運動すること」までをどんなふうに行えば、「75歳からぐんぐん成長する脳をつくることができるのか」をわかりやすく解説しました。

しかも大変なことは極力排除し、ほんの少しの努力ですぐにできる簡単なことばかりを集めました。

たとえば、私の患者さんやその家族に本書で解説している「積極睡眠」を教えると、日常の朝の会話から大きく変わり、生きる意欲がぐんぐんと湧いてきます。

その結果、会社で成績が上がる、希望の大学にも受かる、入りたい中学にも受かる、いい小学校にも合格する、という、それまでのその人の実力からは想像もつかない奇跡のようなことが実際に起きています。

現在、脳の状態はＭＲＩ（磁気共鳴画像法）で撮影し、はっきりと見ることができます。私はこの30年間、胎児から高齢者に至るまで1万人以上の脳画像を見て、状態や成長、変化を研究してきました。

その結果、わかったことは、脳はトレーニングさえすれば、本人が死ぬまで成長するということです。

「脳を衰えさせない」という本は、書店に行けばいっぱいあります。

「足腰を弱らせない」という本も、星の数ほどあります。

しかし、脳と足腰は違います。足腰や人間の体で脳以外の部分は、歳をとれば衰えてきますが、脳だけは「衰えさせない」どころか、きちんとトレーニングをすれば、死ぬまで成長するのです。

脳には大きく分けて8つの違う働きをする脳番地がある

私は、101歳で亡くなった家事・生活評論家の吉沢久子さんにお願いして92歳から96歳まで、MRIで脳の画像を撮らせていただきました。

料理をし、手書きの手紙を毎日書き、植物を栽培して四季折々の変化を五感で感じていた彼女の日常生活は、私から見ると脳のトレーニングをしているのと同等の活動でした。

その結果、吉沢さんの脳は少なくとも私がMRIを撮らせていただいていた96歳までは、ずっと成長を続けていました。

またある会社の社長は80歳から楽器のドラムを始めると、それまで開発されていなかった脳番地が大きく成長していました。

ここで少し解説をしておきますと、**脳の役割はおよそ120カ所に分かれています。**しかしながら、それでは数が多すぎて、本書のような脳の仕組みをわかりやすく伝える本には適さないので、**私は同じような働きを持つ場所を「脳番地」と名付け、大まかに8つの系統に分けました。**

簡単に説明します。**頭のてっぺんには「運動系脳番地」があり、前のほうには身につけた情報や知識を活かす「アウトプット系の脳番地」、後ろのほうには新しい情報やスキルを身につける「インプット系の脳番地」があります。**

ご自身の頭を手で触り、確認してみてください。文字で読むだけよりもより理解できると思います。

たとえば先に紹介した社長の場合は、ドラムを始めたことで、頭のてっぺんにある「運動系脳番地」が1年ほどで明らかに成長しました。

1 視覚系

文字、光、形、色を判別するほか、「動態視力」や「価値を見極める」役割も。

8 運動系

身体の動きを司る。他の脳番地との連携が強く、呼応しあって働く。

2 聴覚系

音や言葉の情報を処理する。言語系情報は左脳、非言語系情報は右脳が担当。

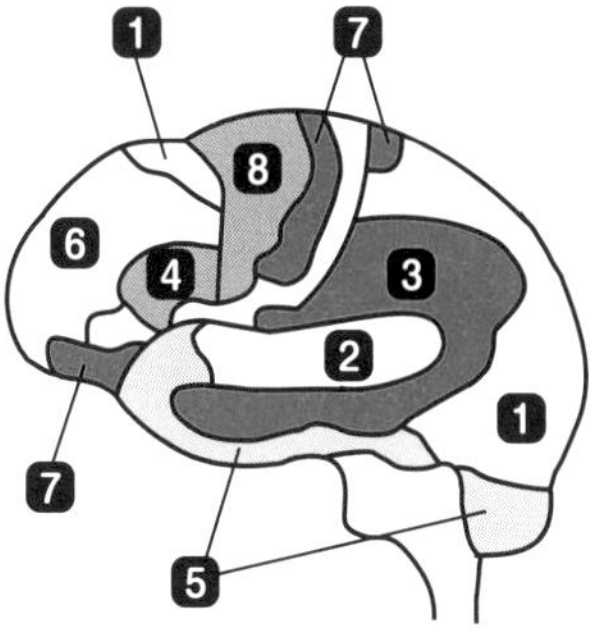

7 感情系

喜怒哀楽を感じ、人の感情を理解する。死ぬまで成長し、衰えにくいのが特徴。

3 理解系

五感を通して入ってきた情報を集めて智恵に換える。好奇心がある限り成長し続ける。

6 思考系

深く考えるときに働く。鍛えれば柔軟・複雑な思考ができるようになる。

4 伝達系

コミュニケーション能力の拠点。話す・聞く・伝える能力を司る。

5 記憶系

位置は海馬周辺。「覚える」「忘れない」「思い出す」などの役割を担当。

最初に行うのは苦手な脳番地を鍛えること

読者の中には「私は得意分野を伸ばしたいだけであり、不得意なことはこれまでの人生で不得意なままでやってこられたから、そのままでいいよ」とおっしゃる方もいらっしゃいます。

しかしながら、それは間違いなのです。

たとえば「手で文字を書く」という行為ひとつを取っても、「どこにどの大きさで書くか」という「空間認知」と「視覚」、同時に手を動かすことにより筋肉からの刺激もあるので、「運動野」も使いますし、自分で書いた文字を再び読むのでフィードバックが起こり、この文字は自分が書いたという「自覚」が起こります。

こんなふうに、ひとつの行為を行うために、脳はさまざまな「脳番地」を行き来します。

つまり、自分で得意だと思っている行為をする際も、脳の発達している部分だけでなく、脳の発達していない部分も使われているのです。

ですから、脳の発達していない部分を使うことにより、「苦手を克服」するだけでなく、「得意」なことを「さらに得意」にできるのです。

また脳の未発達な番地を鍛えることにより、認知症になるリスクを大きく減少させることもできます。

「脳全体を鍛える」ことが理想ですが、その前に、「自分の脳の鍛えられていない」部分を発見し、その場所を重点的にトレーニングすることが必要なのです。

これは、忙しいあなたにとってもピッタリの方法であるはずです。

本書の後半では、あなたのまだ成長していない脳番地の発見方法から、その脳番地を鍛える方法を収録しています。

どんな人の脳も、その人が死ぬまで成長したがっています。

女性が自分のお肌や顔、シミ、髪の毛に注意を払うように、自分の脳のなかの脳番地を意識して、可愛がってあげれば、何歳になっても脳はぐんぐん成長していきます。

私がなぜ、「脳の学校」という会社を始め、本書のような本を書いているのか？

それは、ＭＲＩを使った長年の研究で私が理解した「人間の脳は死ぬまで成長したがっている。その脳に栄養を与えると、私たちは死ぬまで脳が発達して幸福な人生を送ることができる」という真実を伝えたいからなのです。

本書を読んだあなたが、すぐに自分のまだ発達していない脳番地に注意を向けるようになり、その結果、あなたの脳が大きく成長し、幸せな生活を送ることができるようになれば、私にとってこんなに嬉しいことはありません。

脳内科医　加藤俊徳

努力なし！
70歳から脳が成長する
すごいライフスタイル

目次

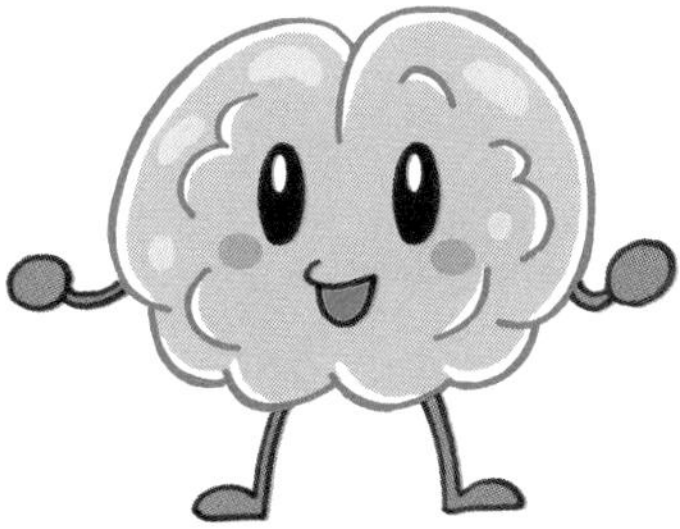

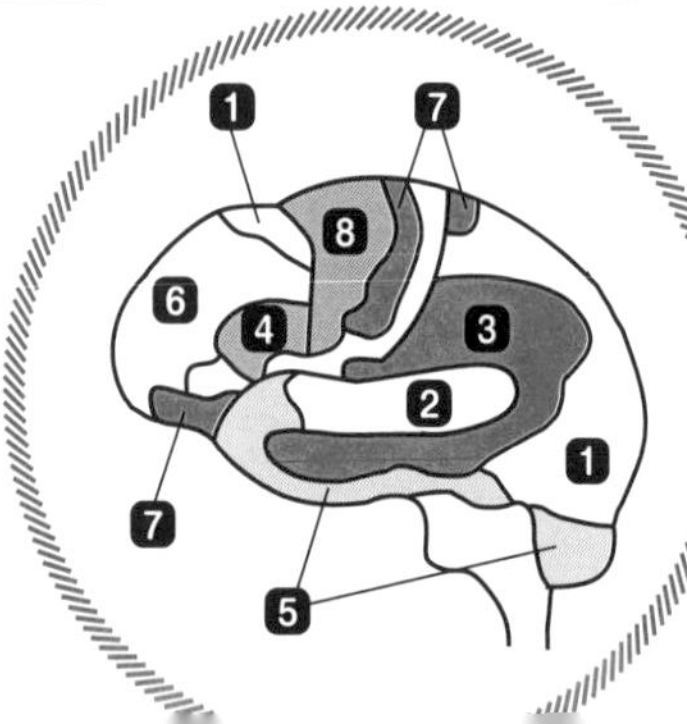
1
7
8
6
4
3
2
1
7
5

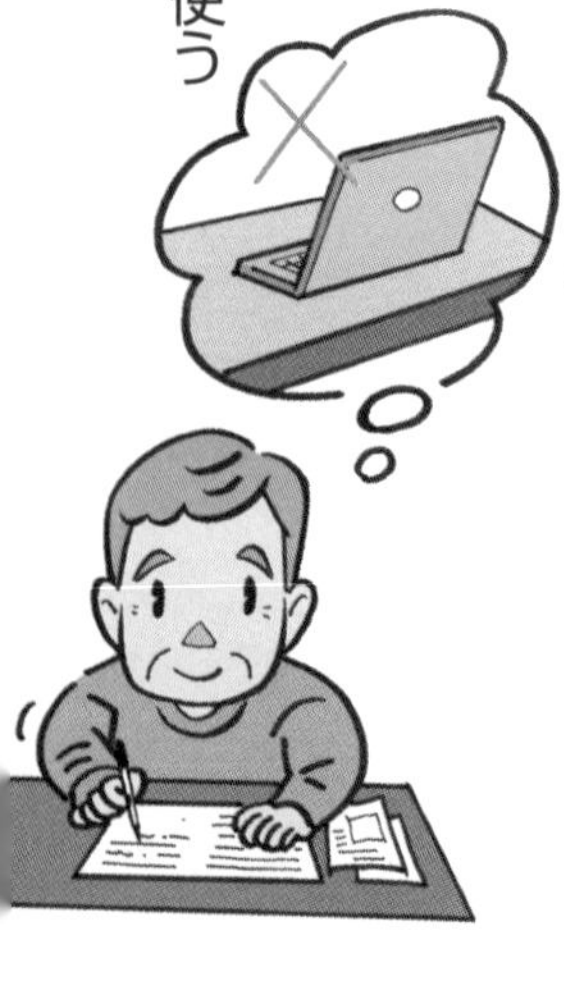

- 良い睡眠のためにはメラトニンをしっかりと出す必要がある
- 夜寝る前にテレビを見るならニュース番組
- 「健康アプリ」はお勧め。記録性もあり、励みにもなる
- 「グーグルマップ」でバーチャル旅行をするのもいい

第2章
80歳になっても脳はすごく成長する

- 脳の成長は脳画像を撮れば、「枝ぶり」の変化でわかる
- 65歳から75歳が脳を老化させないために最も重要
- 脳番地をバランスよく鍛えることが健康的な脳を維持する秘訣
- 若いときに苦手だったことに挑戦すると海馬が成長する
- 脳は使えば使うほど「潜在能力細胞」の働きで伝達速度が上がる
- 「チャレンジ精神」は「潜在能力細胞」を動かす引き金

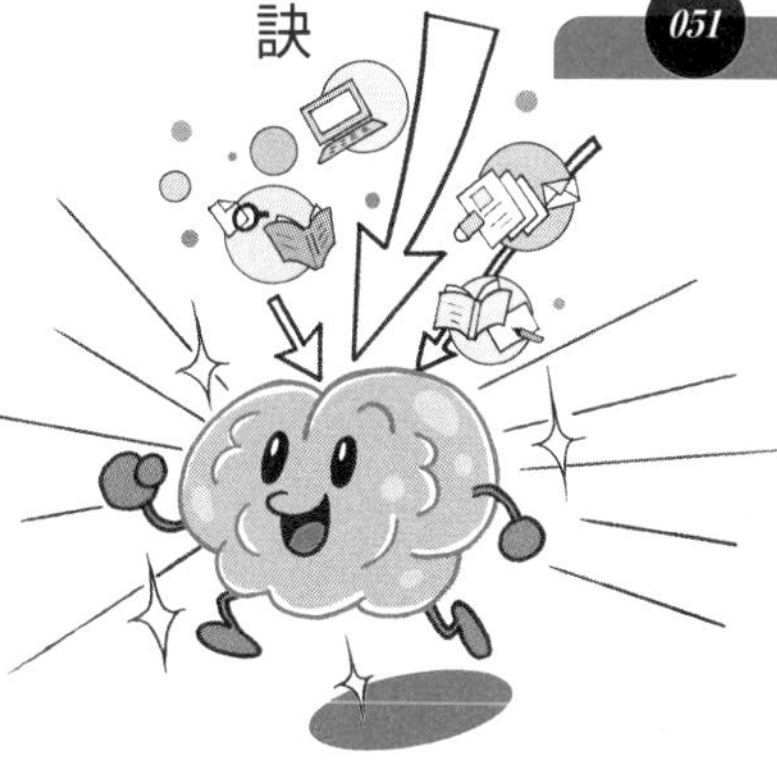

第3章

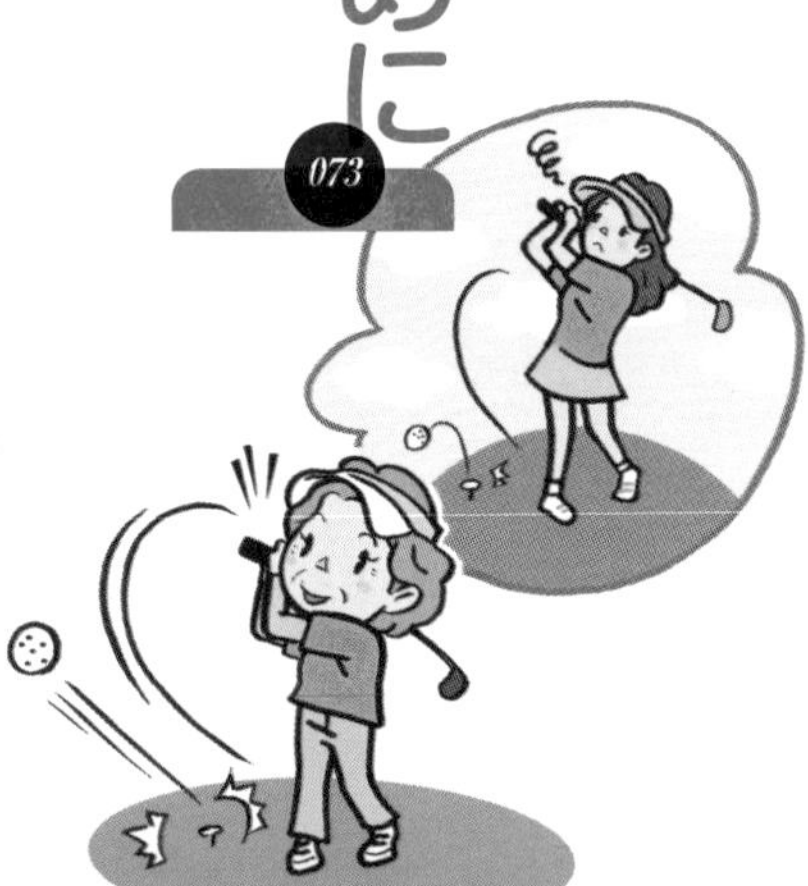

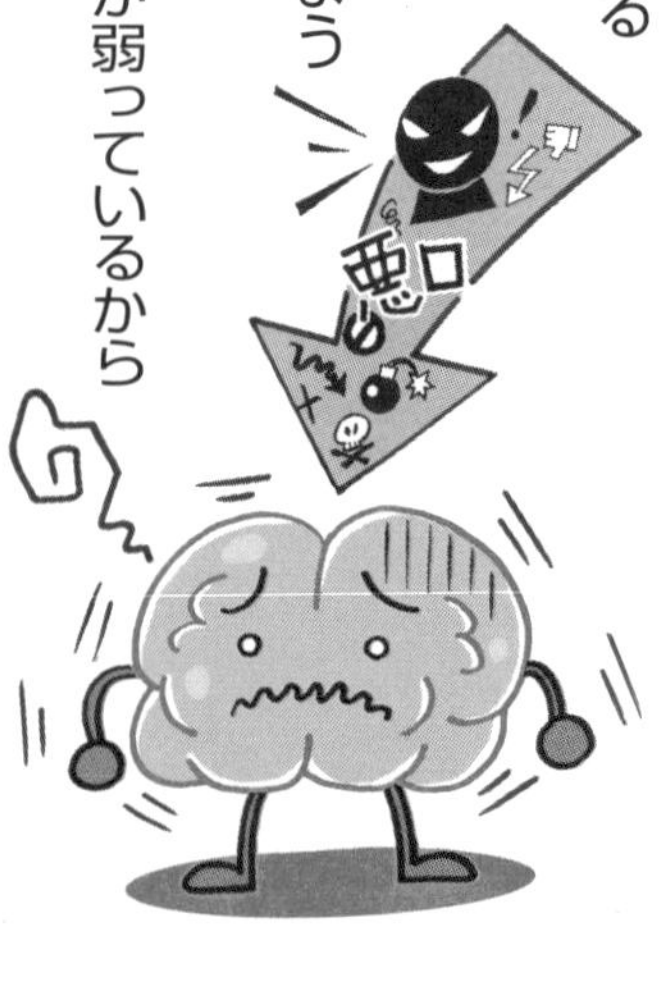

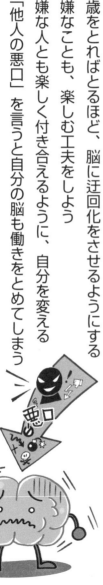

第4章

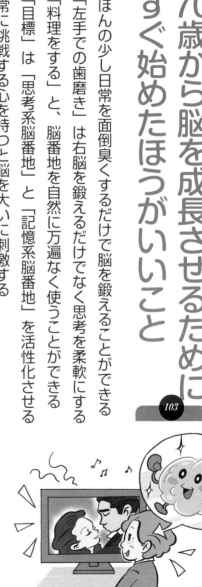

70歳から脳を成長させるために すぐ始めたほうがいいこと

103

ほんの少し日常を面倒臭くするだけで脳を鍛えることができる

「左手での歯磨き」は右脳を鍛えるだけでなく思考を柔軟にする

「料理をする」と、脳番地を自然に万遍なく使うことができる

「目標」は「思考系脳番地」と「記憶系脳番地」を活性化させる

常に挑戦する心を持つと脳を大いに刺激する

「締め切り」は「潜在能力細胞」の力を結集させる

若作りをして、若い気持ちになると、脳も若返る

「工夫する片付け」はさまざまな脳番地を鍛えてくれる

バランス感覚を鍛える行為は、脳に多くの効用をもたらす

「近い将来の予定表」は海馬の前後を使うことができる

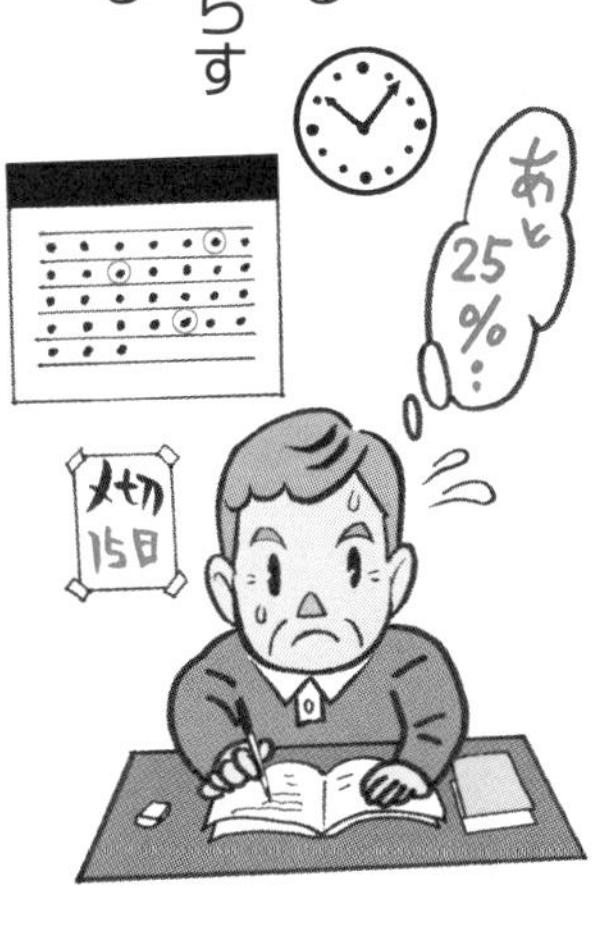

第5章

70歳から脳を成長させるための食事・睡眠

睡眠と食事は宇宙の摂理にそって大脳でコントロールする

ぜひ「積極睡眠」を！ 人生が大きく変わります！

睡眠は7時間半を基本にして前後30分で調節しよう

横向きの状態で枕を抱いて眠るのがお勧め

昼間を充実して過ごすためには「夜活」が重要

食事のリズムと三食の目的をよくわかって食べることが必要

133

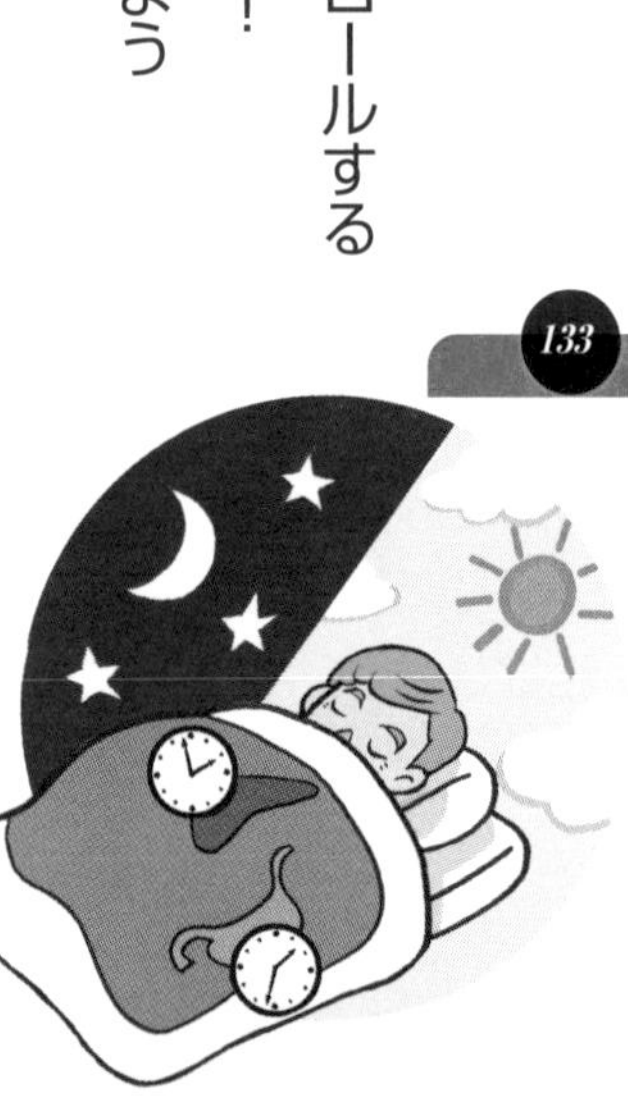

第6章

苦手な「脳番地」の発見とその克服方法

153

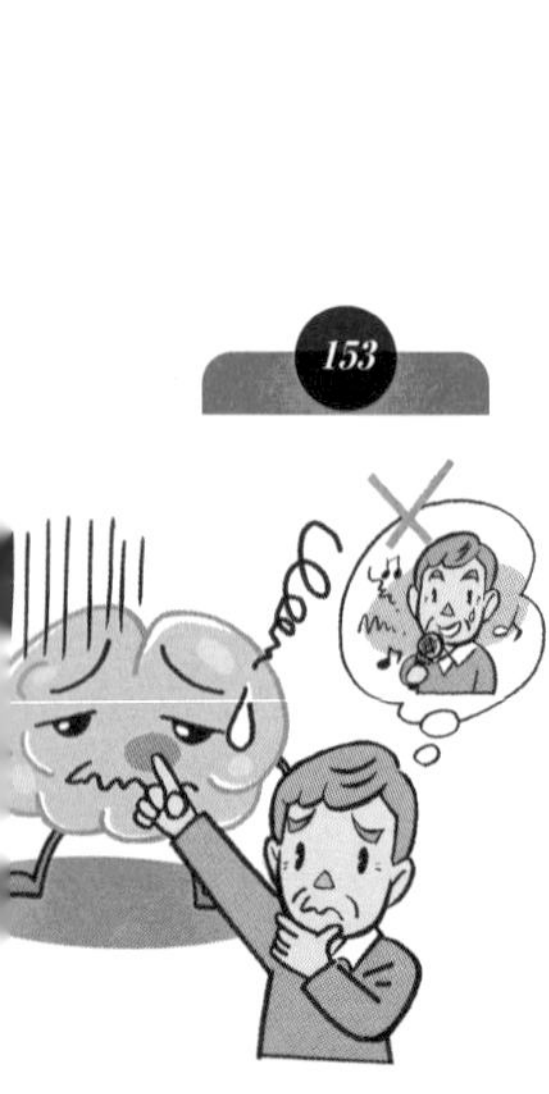

これまでの章の実践は基礎的なトレーニング
まずお勧めしたいのは苦手な脳番地の発見
「視覚系脳番地」が弱い人は意図したものを見る訓練をする
遠くにいる人の声を耳を澄ませて聞いてトレーニング
電車の中で見た人の心理を推測してみる
買い物をする際に店員に話しかけてみる
寝る前に、今日行ったことを順に3つ思い出す
「ノー残業デイ」と「10分間の昼寝」で、体の故障を治す
コメンテーターの意見とは逆の視点から考える
習慣的に行っていた行為を一度やめてみる
「運動系脳番地」は脳の基盤となる番地
鼻歌を歌いながら歩くのが最も簡単なトレーニング

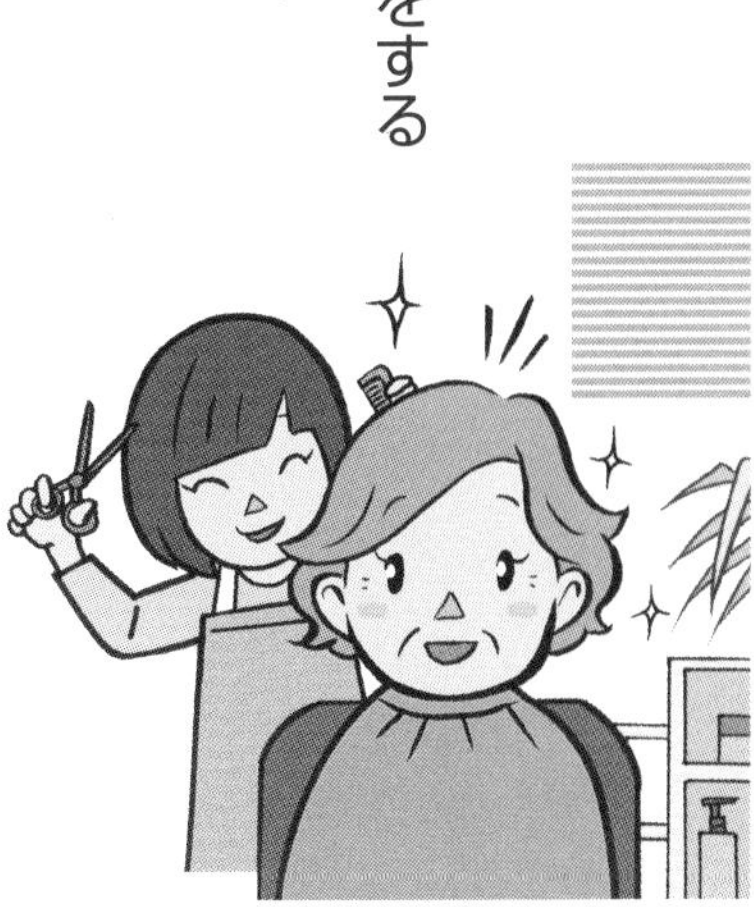

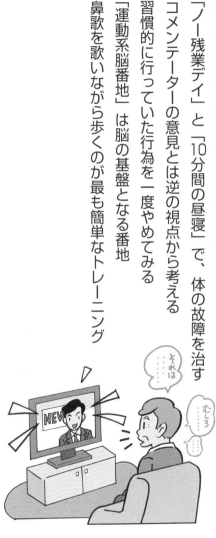

装　丁◉柿木貴光
イラスト◉葛城ゆう

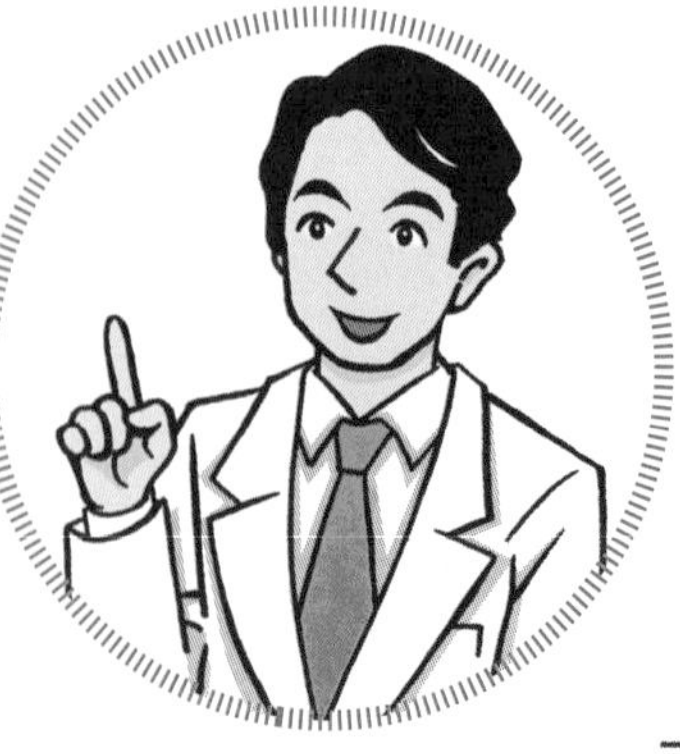

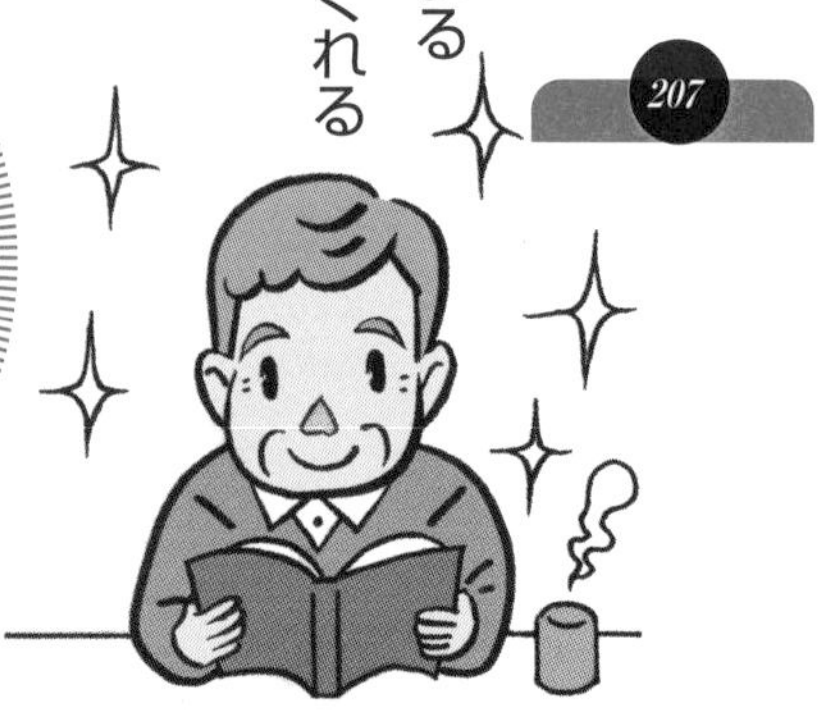

第1章

デジタル機器と脳

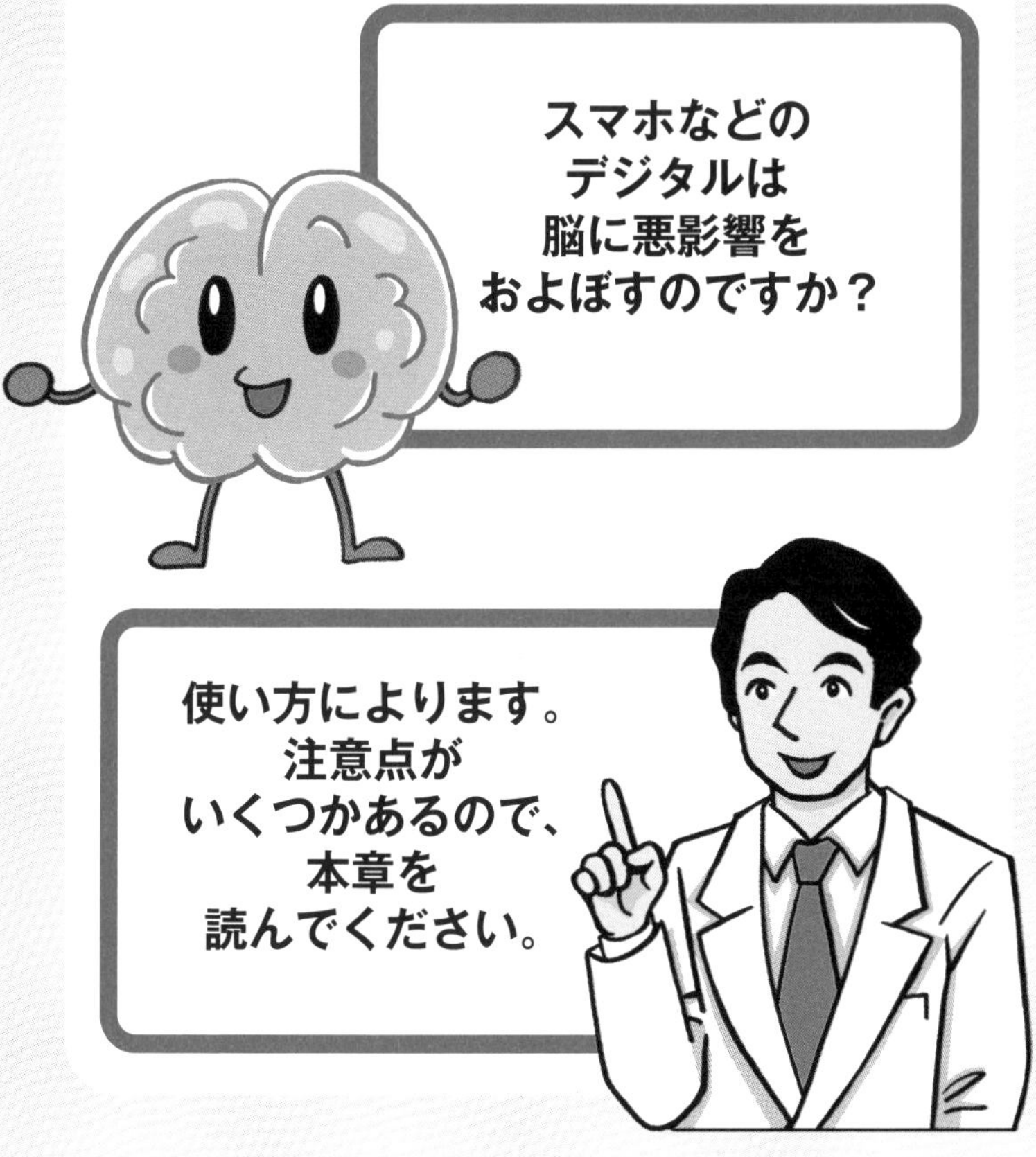
スマホなどの
デジタルは
脳に悪影響を
およぼすのですか？
使い方によります。
注意点が
いくつかあるので、
本章を
読んでください。

「海馬」は「出来事記憶」を時間軸で記憶していく

「序章」で私は、「電子書籍の読書は紙の本での読書よりも理解力が劣る」と書きました。

それは、なぜなのでしょうか?

読書は文字を読む行為です。この点においては、電子書籍も紙の本も同じです。読んだ文字は、脳の側頭葉の内側部にある「海馬」に記憶されます。海馬とは記憶を司る脳の部位です。

海馬が得意とする記憶は「出来事記憶」です。

人間の記憶には**「手続き記憶」と「出来事記憶」**があります。

手続き記憶とは、「車の乗り方」「ピアノの弾き方」など、練習して習得すると体が覚えている記憶のことです。

今回話題にしている出来事記憶とは、「今日は会社に遅刻した」「あの日は彼女とデートした」など、自分が経験した過去の記憶のことです。

ここで重要なのは、海馬は読んだ文字だけを記憶しているわけではないという点です。

「出来事記憶」というのは、あなたが経験した出来事に関する記憶で、単に「文字」だけを記憶するのではなく、その行為を行った環境や、そのときのあなたの身体的、心理的な状態をまとめて記憶します。

簡単に言いますと、紙の本の読書では、カバーが黄色であったとか、紙の色が完全な白ではなかったとか、光沢があったとか、あるページに少し汚れがあったとか、本の厚さはどのくらいで、何ページ目にどのようなことが書いてあったかなどまでが、同時に記憶されていくのです。

その文字以外の情報が、文字情報自体の記憶を強くする働きをしています。

さらに、紙の本を読む際にはページをめくります。

この何気ない運動も、文字情報を記憶する大きな助けとなっています。

さらに、**海馬は「時間軸」で記憶をしていきます。**流れていく時間とともに記憶をしていきます。何時何分に自分は何を行ったか？　そのときには誰がいたか？　そんなふうに記憶をしていくのです。

海馬を使って記憶ができなくなる「アルツハイマー型」の認知症になると、時間軸が壊れてしまいます。

アルツーハイマー型認知症の患者さんが古い記憶と現在の記憶が入り混じってしまうのは、時間軸が働いていないために頭の中で古い記憶と新しい記憶が分けられていないからなのです。

逆にいえば、海馬を鍛えるためには時間軸を意識して、自分が生まれたときから現在までの頭の中のアルバムを更新し続けることが重要なのです。日記を書いたり、一日の出来事を誰かに話したりすることは、その更新のために非常に役に立ちます。つまり、時間軸に関係した記憶を思い出すことにより、出来事記憶はより確実に定着していくのです。

さて、話を紙の本と電子書籍との理解力の違いに戻します。

海馬の記憶に時間軸が大いに関係しているのですから、紙の本をリアル書店で購入した場合には、何月何日の何時頃に電車に乗って○○書店に行き、本が見つからなかったので、書店の店員さんに聞いたら、△△というコーナーの□□の本の隣にあったということと結びつけて海馬は記憶していきます。

もっとわかりやすい例で説明すれば、「この本は70歳の誕生日に娘夫婦からプレゼントとしてもらった」という思い出とともに、本の内容は記憶されていきます。

電子書籍で得られる情報量は紙の本よりも少ない

ところが、電子書籍の場合は、本を購入する際、ボタンひとつを押すだけです。さらに、どの本も質感は同じで、厚さもありません。購入するために電車にも乗りませんし、書店員との会話もなく、レジでお金を払う必要がないために並ぶこともありません。

カバーもデジタル機器の画面には映されますが、視覚的な印象が本物よりも非常に薄いのです。

ページ数は画面には表示されますが、めくらないので○○が何ページに書かれていたという記憶の実感がありません。

電子書籍は横向きや縦向きにスクロールするだけです。紙の本をめくるほどの運動量はありません。

電子書籍は文字情報だけなので、それに付加される情報がほとんどないのです。書いてある文字は同じでも、コンテンツとしては紙の本よりもはるかに情報量が少ないのです。

そのために、理解力が紙の本よりも劣ってしまうのです。

さらに私たちは本を読む際に、文字情報だけを頭のなかにインプットしているわけではありません。

文字情報は左脳に入ってきますが、それと同時に右脳には文字情報から瞬間的に感じ取ったイメージが浮かんでいます。

そのイメージの喚起力を、本にまつわる時間軸や紙の違いなどの付帯事項が助けています。

電子書籍は文字情報にまつわる付帯事項が少ないので、右脳でつくられるイメージも非常に弱いのではないかと私は推測しています。

実際、私のクリニックにいらっしゃる学生のほとんどは、現在、パワーポイントなどで作られた教材を使っていますが、タブレットやパソコンで画面を見ながら勉強するよりも、プリントアウトした紙で勉強したほうが成績は上がっています。

タブレットでの学習よりも、その内容をプリントアウトした紙での学習のほうが、理解力は高まるという研究結果もあります。

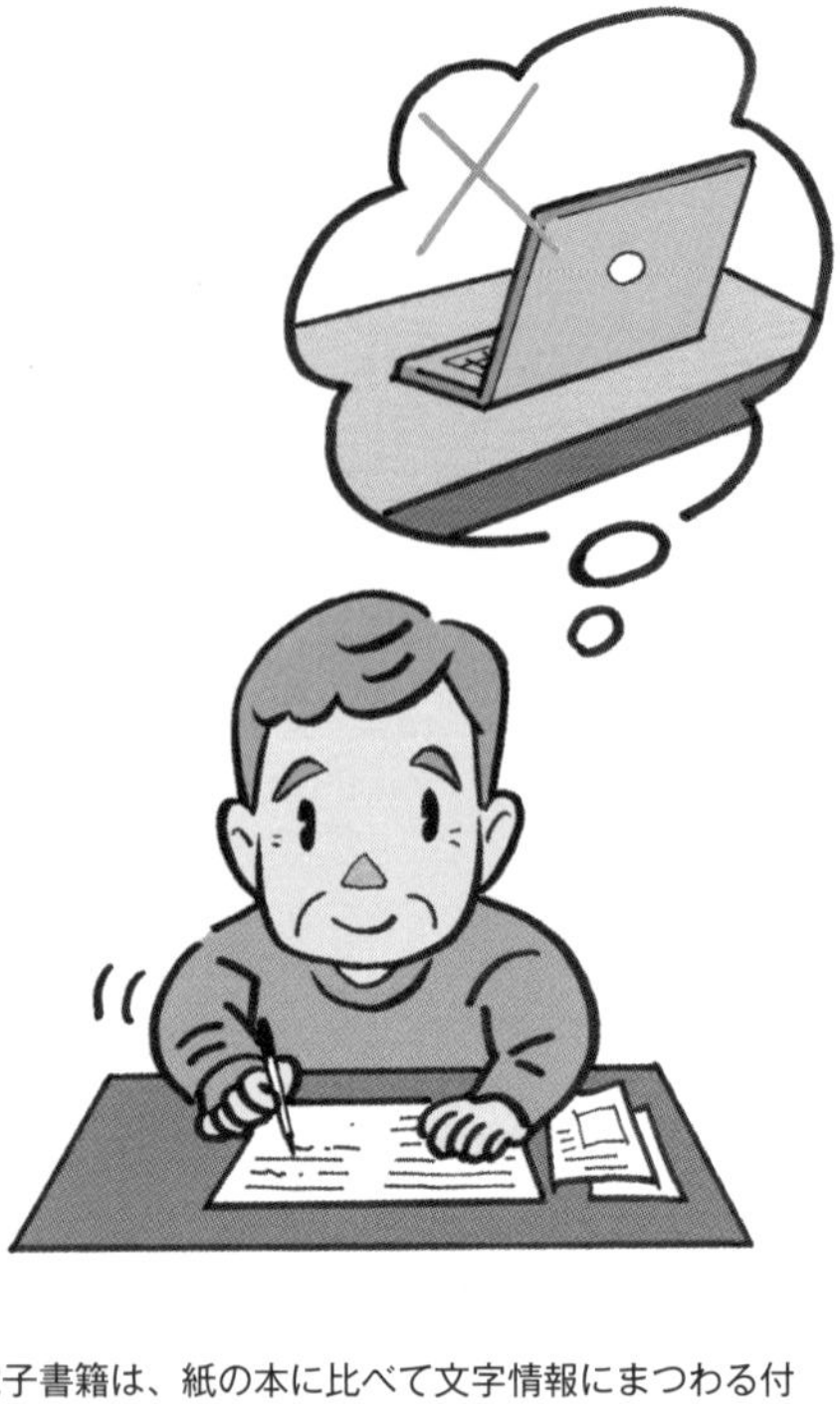

電子書籍は、紙の本に比べて文字情報にまつわる付帯情報が少ないので、紙の本よりも理解力が劣る。

眼球運動を伴わないスマホは脳を過剰に疲れさせる

本書は、若い人にも読んでいただきたいのですが、主に50代、60代、70代の方々を対象にしています。

この年代の方々の中には、若い人がスマホを駆使するのを見て、自分もそんなふうになりたいと考えていらっしゃる人も多いのではないでしょうか？

また、若い人が一日中、スマホの画面を見ていることに対し、「スマホ中毒のようだ。健康に悪いのでは」と他人事ながら心配している方も多いでしょう。

スマホは健康、特に脳に悪影響を及ぼすのでしょうか？

結論から申しますと、スマホは脳を必要以上に疲れさせます。

スマホの画面は小さく、画面を見続けていると、眼球運動がほとんど起こりません。

眼球を動かさないというのは、脳の同じ番地を使い続けているということなのです。

そうすると、どうなるのか?

脳全体が疲労しているわけでもないのに、同じ脳番地ばかりを使い続けているため、脳には大変な疲労感が残ります。

さらに、ずっと眼球を動かさないので、眼球を動かす筋肉自体も緊張し、眼精疲労や調節障害（ピンボケ）も起こります。

同じ脳番地を使い続けることと、眼精疲労と調節障害、これらが一斉に体に打撃を与えるのです。

それなのに人間の体は、これが同じ脳番地を使いすぎていることから起こる脳疲労だとか、眼精疲労だとか、自覚ができないのです。

その結果、実際は脳で大したエネルギーを使ってはいないのにもかかわらず、

脳も体もどっと疲れてしまいます。非効率な疲労感に襲われ、何かをしようという活力を奪われてしまいます。

眼の筋肉は外眼筋《がいがんきん》というのですが、眼の筋肉も、脳の指示で動かしています。外眼筋は６つの筋肉が作用して眼を動かしています。ところがスマホを見てばかりいると、眼球が動かないので眼の筋トレが行われません。

眼を動かすことは、前頭葉の視覚系脳番地からの指示で行われます。前頭葉は人生を前向きに考えたり、思考したり、そういった人間らしい機能を担っています。

眼球を長時間動かさないと、脳の動きが固定され、柔軟性が損なわれ、前頭葉本来の人間らしい思考をする機能が働かなくなってくるのです。

また、私たちは眼を動かすことにより興味の方向を変え、脳のスイッチを入れ替えていますが、スマホをずっと見続けていると、これができなくなり、脳から応用力が消え、さまざまな変化に対応しにくい状態になってしまうのです。

簡単に言いますと、いろいろなものを見ることにより、眼がとらえる変化を脳が認識し、それに対応して脳の働きが変わるのが人間として本来の能力なのに、それができなくなってしまうのです。

その結果、脳は同じようなことばかりを考えるようになり、思考からは柔軟性が消え、悩みがちになります。

人と話しているときに一点を見つめているような人は、すでに脳が危険な状況に陥っている可能性があります。

同じ脳番地を使い続けないことを意識してスマホを使う

もちろんスマホは便利で、面白いデジタル機器です。

だからといって、ずっと見ているのではなく、休みの取り方、つまり、オン・オフの切り替えが大事だということなのです。

さらに言えば、同じ情報を見るなら、スマホよりもタブレットかノートパソコンのほうが画面は大きいために眼球運動をしやすく、脳にいいのです。デスクトップパソコンならもっといい、ということになります。

また、スマホは肌身離さず持っていることが多いので中毒になりがちです。ですからある程度見たら、別の脳番地を使う工夫が必要です。

私が若い頃、病院に勤務して、一日中スタッフや患者さんの相手をしてクタクタになったあと、必要に迫られ、ファミリーレストランで論文を読んだことがありました。

「こんなにくたびれているのに論文が読めるのだろうか？」と不安でしたが、実際に読み始めるとスイスイ進んでいくのです。

おまけに、論文を読んでいる間に、病院勤務の疲れも取れてきました。

しばらくすると、頭と体の疲れもしっかり取れていて、家に帰ってからもさらに勉強ができる感じになっていました。

なぜこのような現象が起こるのかといえば、それは病院勤務と論文を読むことでは、使う脳番地が異なるからです。

病院勤務では対人関係に必要な脳番地ばかりが使われ、実際は脳の、その番地しか疲れてはいなかったのですが、脳自体には「自分のどこが疲労しているのか？」を認識する力がないために、全身が疲れたように感じ、ヘトヘトでした。

ところがほかの、「論文を読む」脳番地は疲労していなかったので、私は論文をスラスラと読むことができたのです。

さらに、論文を読んでいる間、病院勤務で集中的に使った脳番地は休んでいました。

ですから、「論文を読む」という作業をしているのに、病院勤務の疲れが取れていたのです。

要するに、今日はこの脳番地をたくさん使ったから、これからの時間は別の脳番地を使おうと意識することが、非常に大切なのです。

スマホを使用するときに、いかにオン・オフが大事なことか、私のこの例からおわかりいただけたと思います。

このように、使う脳番地を変えて脳を休ませることを私は、「脳番地シフト」と呼んでいます。

良い睡眠のためにはメラトニンをしっかりと出す必要がある

さらに、第3章で詳しく説明しますが、**就寝する直前までスマホを見るのは絶対に禁物**です。

人間は朝起きて、太陽の光を浴びると「幸せホルモン」とも呼ばれる、生きる力を与える**セロトニン**というホルモンが出るようにできています。

このセロトニンが夕方から**メラトニン**に変わり、起きてから14時間後には脳内で大量のメラトニンが分泌されるのです。

メラトニンは夕方の6時ぐらいから、徐々に増えていきます。

この時間は、一日のなかで血圧が最も高い時間です。

メラトニンは血圧を下げ、副交感神経を優位にし、体や脳を休め、人を眠りに誘います。さらに、メラトニンが十分に分泌されたあと、一時間後ぐらいに成長ホルモンが出る仕組みになっています。

メラトニンの分量が上がっていくと、徐波睡眠（ノンレム睡眠）という脳を休める深い睡眠に入り、この状態で成長ホルモンが分泌されます。

成長ホルモンには、細胞を修復する働きがあります。

続いて朝の4時、5時ぐらいになるとメラトニンの量が減少し、コルチゾールというホルモンが増加すると、血圧が上がり始め、目覚める準備が行われます。

朝、太陽の光を見ると、一気にメラトニンの量が減り、私たちはすっきりとした気持ちで目覚めるのです。

ところが朝起きてもだらだらと暗い部屋にいたりすると、メラトニンがそのまま残り、ぼーっとした状態が続きます。

ですから、**夜は真っ暗な中でメラトニンをしっかりと出してよく眠り、朝は太陽の光を浴びてメラトニンを抑える。**

この仕組みをちゃんと機能させることが血圧のコントロール、あるいは脳のコンディショニングには非常に重要なことなのです。

人間の眠りにとって大切な働きをしているメラトニンは、光に大変に弱く、特にスマホなどが発するブルーライトに弱いのです。ブルーライトとは青色光のことで、目の奥まで届く非常にエネルギーの強い光です。

スマホは設定によってブルーライトを弱めることもできますが、眼の近くで光を見る仕組みになっています。スマホの光が網膜に入ると、メラトニンは瞬時に減少します。網膜に光が入るとメラトニンを分泌する脳器官である「松果体」に直接刺激が行き、メラトニンの合成が抑制されるという仕組みになっています。

データを見ると、メラトニンが面白いほど減るのがわかります。

ですから、国際睡眠学会では、「夜にトイレに行く際は電気を点《つ》けないで、床を這《は》って行け」と言っているほどです（笑）。

良い睡眠の重要性については、第3章で書きますが、ここで簡単に結論だけ言いますと、寝る前の3時間、最低2時間前からはスマホを見ないほうがいいのです。就寝前に私が一番お勧めするのは、紙の本による読書です。紙媒体は反射する光の周波数が大変に低いので、良い睡眠のためにはお勧めです。

夜寝る前にテレビを見るならニュース番組

「それではテレビもダメなんですか？　夜にテレビもスマホも見ないなんて、一日の終わりがつまらないじゃないですか」という声が聞こえてきそうです。

テレビは明るい場所で離れて見れば、あまり問題はありません。

テレビは遠くから見れば、輝度《きど》が下がり、ふだん黒目と呼ばれている瞳孔《どうこう》に入る光を調節する虹彩に影響を与えません。しかし、スマホは前述したように光が眼に近いので、瞳孔にライトを当てているような状態になり、直接網膜に光が入ってしまうのです。

すると、脳の中枢部である「脳幹」に刺激が届き、「眠ってはいけない」という司令が発せられ、メラトニンが急激に減少するのです。

睡眠は脳を成長させるのに最も重要な行為であり、そのために必要なメラトニンが夜6時以降に増えているのに、就寝前の11時ぐらいにスマホを見ると、メラトニンを減少させ、「寝るな」という刺激を作り出し、自分で脳の成長を妨げていることになります。

またテレビは離れて見ればいいといっても、動きの激しいものや、特に原色のアニメなどはメラトニンを下げます。

眠る前にテレビを見るとすれば、ニュース番組が最適です。

動きも少ないし、世の中の出来事と自分の一日の活動をリンクさせることができるので、記憶力の維持にも役に立ちます。

スマホに関しては、私も最近気がついたのですが、画面を見ると眼球が内側に集中し、近視や内斜視を助長しているような状況になるので、スマホから眼を離した際にも調節障害を起こして元の状態に戻りにくくなります。
スマホは見ている間だけでなく、そのあとにも眼球運動に影響を与えるのです。ですから、オン・オフを工夫しないと、特に歳をとってからは眼にも脳にも悪影響を及ぼしてしまうのです。

これらをまとめると、

①電子書籍は学習には向かない
②スマホはオン・オフを工夫しながら使わないと脳にマイナスの影響を与える
③眠る前は読書が一番。テレビを見るならニュース番組

ということになります。

「健康アプリ」はお勧め。記録性もあり、励みにもなる

ここまでデジタル機器に否定的なことを書いてきましたが、実は脳の成長に役立つアプリもたくさんあります。

今回は健康アプリとグーグルマップ、辞書アプリをお勧めしておきます。

健康アプリとは万歩計などを使え、体重や血圧なども記録できるものです。

人間は、生まれたときは体をバタつかせるだけで、その後四つん這いになり〝はいはい〟、続いて二本足で立って歩けるようになり、いろいろなところへ行けるようになります。

それは、生まれたときにはすでに体をバタつかせる「運動系脳番地」の成長が

始まっていて、運動のための司令を、脊髄を通って筋肉に伝えて体をバタつかせていたのが、運動系脳番地がさらに発達するにつれて、より複雑な活動ができるようになり、四つん這いから二本足で歩けるようになるのです。

そんななかで、見たり聞いたり、経験したりというインプットのバリエーションが広がり、脳の中にさまざまな記憶が蓄積され、脳自体も成長してきます。

ですから、運動系脳番地は脳の幹《みき》みたいな部分に相当します。つまり、運動するということは、人間の成長の仕組みの根源なのです。

この運動系脳番地が弱ってくると、脳の成長メカニズムが働かなくなり、考えたり、理解したり、記憶したりという仕組みがうまく作動しなくなってきます。

第３章で詳しく述べますが、運動と睡眠は脳の幹根であり、人間にとって最も重要行動なのです。

運動の一番の基本は歩くことです。しかし、毎朝、一駅分歩こうとか、一日30分散歩しようと決めても、なかなか達成感がなく、続きません。

そんなときに役立つのが、万歩計アプリです。

たとえば、一日に8000歩、一週間で5万6000歩を目標にしたとします。

ここで〝一週間〟と書いたのは、生活していると急用や悪天候で歩けない日もあるからです。

「なんだ、今日は用事があって3000歩しか歩けなかった」と嫌になってやめてしまわないためです。


一週間の猶予を持たせれば、「昨日は3000歩しか歩けなかったけれども、今日は9000歩を歩いてその分を少しでも取り戻そう」と柔軟に考えることもできます。逆に、「今週は忙しいからこれ以上歩けない」ということが事前にわかっていれば、「今日はたくさん歩いて歩数を稼いでおこう」と考えることもできます。

一週間あればそんなふうにして、〝歩く〟ことを継続することができるのです。

万歩計で日々の歩数を記録するようになると、〝歩く〟楽しみ方もいろいろと増えてきます。

「○○歩、歩こう」という考えで歩くこともできますし、逆に「いつも行っている□□までは何歩だろう？　一度歩いてみよう」と冒険気分で歩くこともできます。

また、「今日はカフェに注目して歩こう」とか「今日はお店の看板の数字に注意を向けて歩こう」などと、日によって見るものを変えて散歩すると、楽しみにもなり、かつ、毎日眼に異なる風景が入ってくるので、脳の成長にも大きく貢献します。

「ここのカフェに新しいコーヒーが入った。豆が違うのかな。今度飲んでみよう」「あれ⁉　あのお店がなくなっちゃった。お客さんが少なかったしな」と考えながら歩くのも、そのことが楽しみのひとつとなるとともに、脳に大きなプラスを与えます。

生きとし生けるものがどんどん変化していく。自分もそのなかにいる。そのことを再認識できるのは人間らしいことです。

ネットの時代は、生きる実感が乏しくなっています。そんななかで、散歩をし、人間らしさを実感しながら生活することは脳に非常に良いことだと考えています。

「グーグルマップ」でバーチャル旅行をするのもいい

次にお勧めしたいのが、グーグルマップです。

NHKのドキュメンタリーで、大自然の姿などを取材した番組を見ると、とても癒《いや》されます。

グーグルマップにはストリートビューという機能があり、自分が行きたい場所の現在の様子を画像で見ることができます。

行ったことがない場所を見るのも脳の刺激になって良いのですが、私が最もお勧めしたいのは、昔旅行した場所をストリートビューでもう一度旅をしてみることです。

本当は実際に行くのがいいのですが、それはお金も時間もかかり、なかなか実行できません。しかし、ストリートビューであれば簡単です。

私も数年前にポルトガルのリスボンに旅行し、もう一度行きたいと思っていました。

ところが新型コロナウイルスの影響で、実際に行くことができなくなりました。

そんなときに役立ったのがストリートビューなのです。

ストリートビューで見ると、「ああ、あのときはここをぐるぐる歩いたな」とか「リスボンでもここは行ってなかったな」とか、行った場所も行かなかった場所もリアルに感じられて、実際に旅行した気分になります。

以前に旅行した記憶は側頭葉に位置する「記憶系脳番地」に蓄積されていて、前頭葉の前方部分にある「思考系脳番地」がその記憶を引き出します。

ストリートビューを見ることにより、「記憶系脳番地」の記憶が引き出され、なおかつ現在の画像により、新しい記憶が側頭葉の海馬に記憶されます。

その過程で、あれからこういったこともあった、ああいうこともあった、私もいろいろな経験を積んだな、と自分自身の成長を確認することもできます。記憶を引き出し、現在の記憶とリンクさせ、それから現在に至る自分の成長を振り返ることは、脳にとって非常に有益なことなのです。

楽しかった記憶を掘り起こすヒントにもなりますし、新しい旅行先を探すヒントにもなります。

高齢の方には辞書アプリもお勧めです。

老眼になると紙の辞書だと文字が小さすぎます。ですから、文字を調べたという記憶は残りますが、印象が薄く、記憶に残りにくいのです。

デジタル機器だと文字のサイズを変えることができますから、大きな文字で記憶しやすいのです。

ただし、その意味でもパソコンやタブレットに比べてスマホは画面が小さいので辞書アプリの利用はお勧めできません。

第２章

80歳になっても脳はすごく成長する

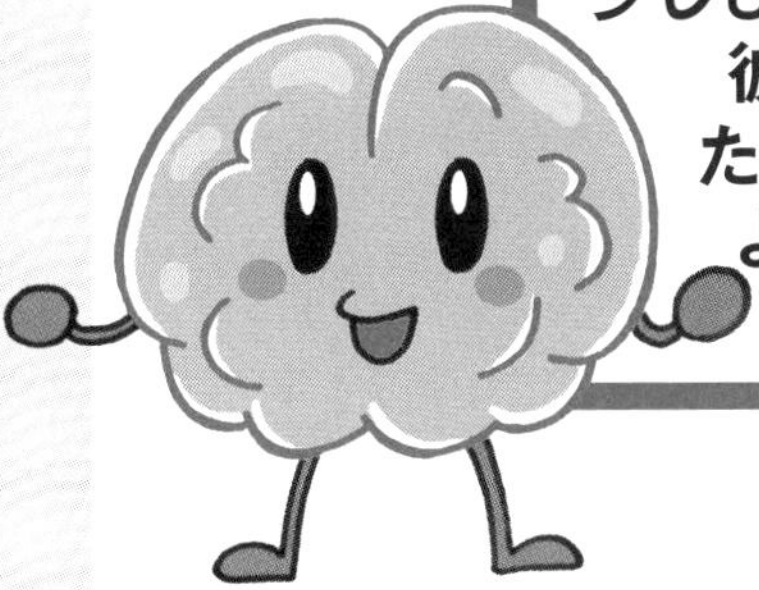
80歳、90歳になっても
少しもボケない人がいます。
彼らのようになる
ためにはどうすれば
よろしいですか？

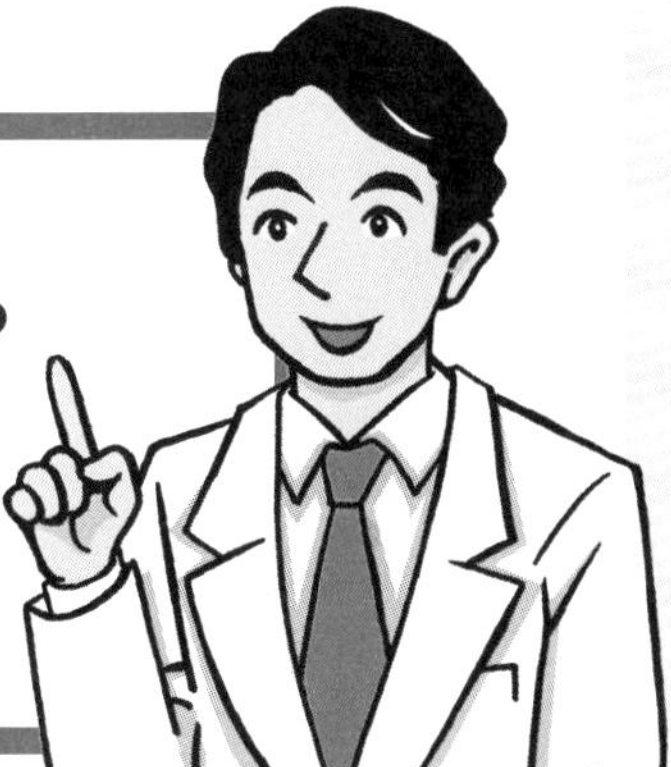
本章には
脳の成長の仕組みから
老後のために
どうすればいいかが、
わかりやすく
書いてあります。

脳の成長は脳画像を撮れば、「枝ぶり」の変化でわかる

私は日本と米国で胎児から100歳の高齢者まで、また、健康な人から重度の障害を持つ人まで、**1万人以上の脳画像の撮影を行い、「脳の機能と成長」に関して、また、「脳の成長と老化の仕組み」について研究してきました。**

その成果として「序章」で述べましたように、**脳には120カ所の脳番地があり、それは大きく分けると8カ所になることを突き止めました。**

さらに、脳番地をトレーニングすると、その脳番地が成長することがわかりました。

大脳にある脳番地は、神経細胞の集まる「皮質」と神経線維の集まる「白質」

脳番地はどのように成長するか

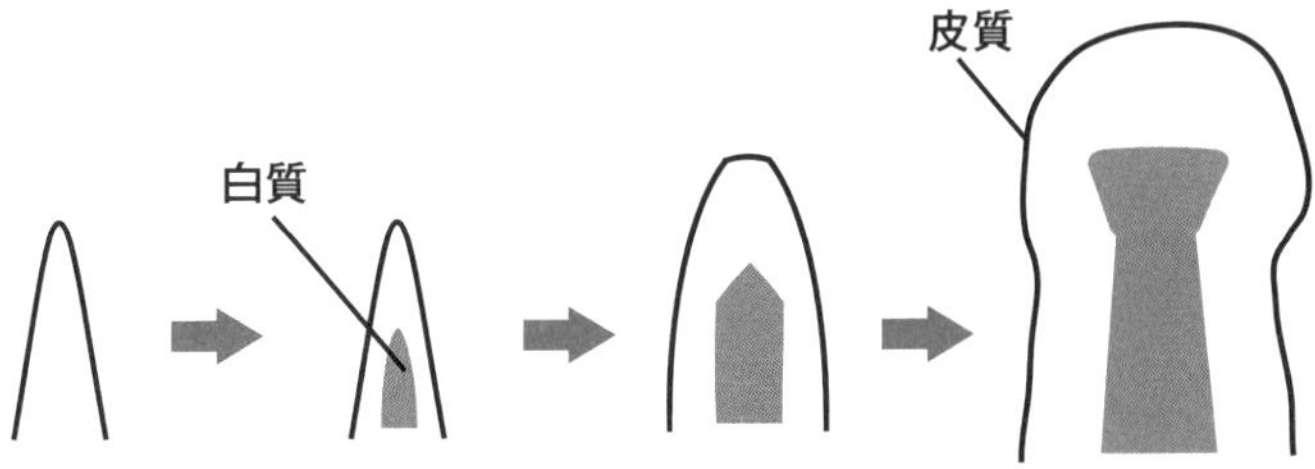

白質が発達すると、同時に皮質の表面積が広がっていく。
この成長の過程は樹木が枝を伸ばす様子に似ている。

で構成されています。この神経細胞と神経線維が成長すると、上の図のように白質が太くなり、皮質の表面積が広がってきます。

この変化の様子が樹木の枝の伸び方に似ているため、**「脳の枝ぶり」**と私は呼んでいます。

脳番地の成長とは、この枝が太くなり、伸びて、ほかの脳番地とつながることです。

実際、新しい経験をある程度の期間積み、その後に脳のMRIを撮影すると、「脳の枝ぶり」がそれまでとはまったく異なる形状になっています。

また、**この「脳の枝ぶり」の違いが脳の個性となっています。**

先にも述べましたが、生活評論家の吉沢久

子さんは、私が彼女の脳を最後に撮影した96歳になっても脳機能は衰えるどころか、ますます成長していました。

80歳の社長が1年間、しっかりとドラムを叩く練習をすると、「運動系脳番地」が非常に発達したのも確認できました。

78歳の患者さんが2週間、四国の霊場巡りをしたあとに撮った脳画像では、「運動系脳番地」がある「頭頂野」が急激に発達していました。

また、60代のある社長さんは趣味として社交ダンスや楽器演奏など、振り付けを覚えたり、音に合わせて体を動かしたりという普段の仕事では経験しないことを新たに習い始めると、わずか1年間で発達期の子供を彷彿とさせるほどに脳のさまざまな番地が成長していました。

その結果、「業務において、新たな案件に対する対処能力が高くなった感じがする」と仕事への好影響を感想として述べられています。

このような例はいくらでもあります。

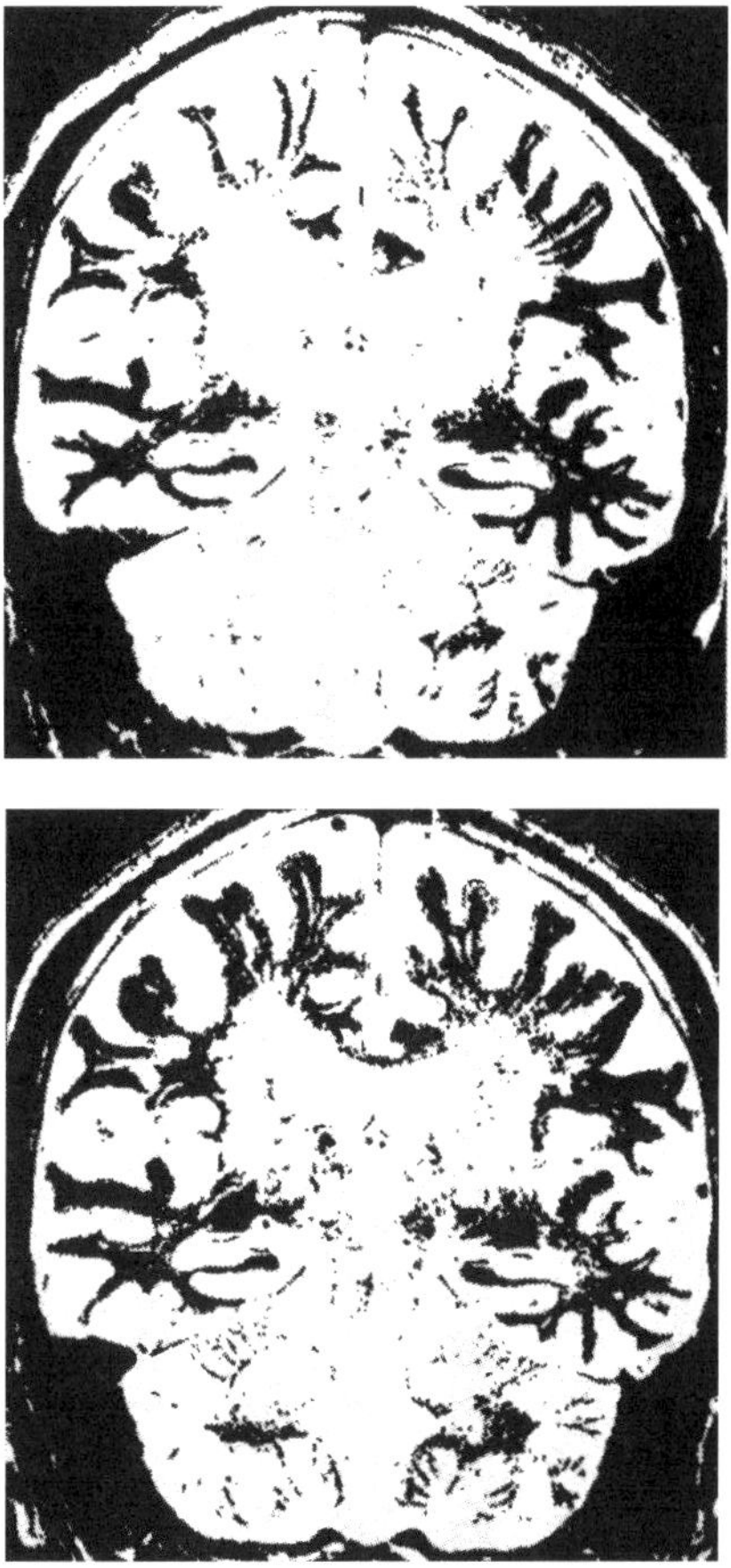

80 歳の社長が１年間ドラムを叩く練習をすると、脳が成長した。上の 80 歳の時の写真では脳の頭頂部あたりの手足の運動を担当する部分が白いが、下の 81 歳の時の写真では、黒くなっている。黒くなった部分が成長している。

65歳から75歳が脳を老化させないために最も重要

私がこれまでに行ってきた研究により、わかったことは、脳の成長には年齢は無関係だということでした。

もちろん、みなさんもご存知のように、歳をとって脳が衰える人はたくさんいます。はっきり言えば、老化で衰えていく人のほうが現実として多いのです。

それでは、歳をとっても脳が衰えない人と衰える人はどこが違うのでしょうか？

ターニングポイントは50歳です。50歳前後までは、脳は自然に成長し続けます。

しかしながら、この頃を境に次第に老化の仕組みが働き始めるのです。

その結果、老化し続ける脳の人は、70歳の後半で衰えが激しくなり、78歳ぐらいで認知症になってしまいます。

現実的に見て、45歳から65歳は脳の中年期、65歳から75歳が中年期から老年期への移行期です。

ですから、脳を老化させないためには、65歳から75歳の方々は自分が45歳から65歳の枠にとどまることができるように努力することが大切なのです。

つまり、定年後の10年間が最も重要な期間なのです。

それなのに定年になると家にいる時間が長くなり、生活に変化が少なくなります。ですから余計に脳を老化させない努力をすることが大切になってくるのです。

さらに年齢的に間に合えば、65歳から75歳というよりも、できれば45歳から自分の脳を成長させることを意識した生活をすれば、その後、脳の衰えを感じずに生活することができるのです。

50歳頃を境に、引き起こされる脳の老化と成長のしくみ

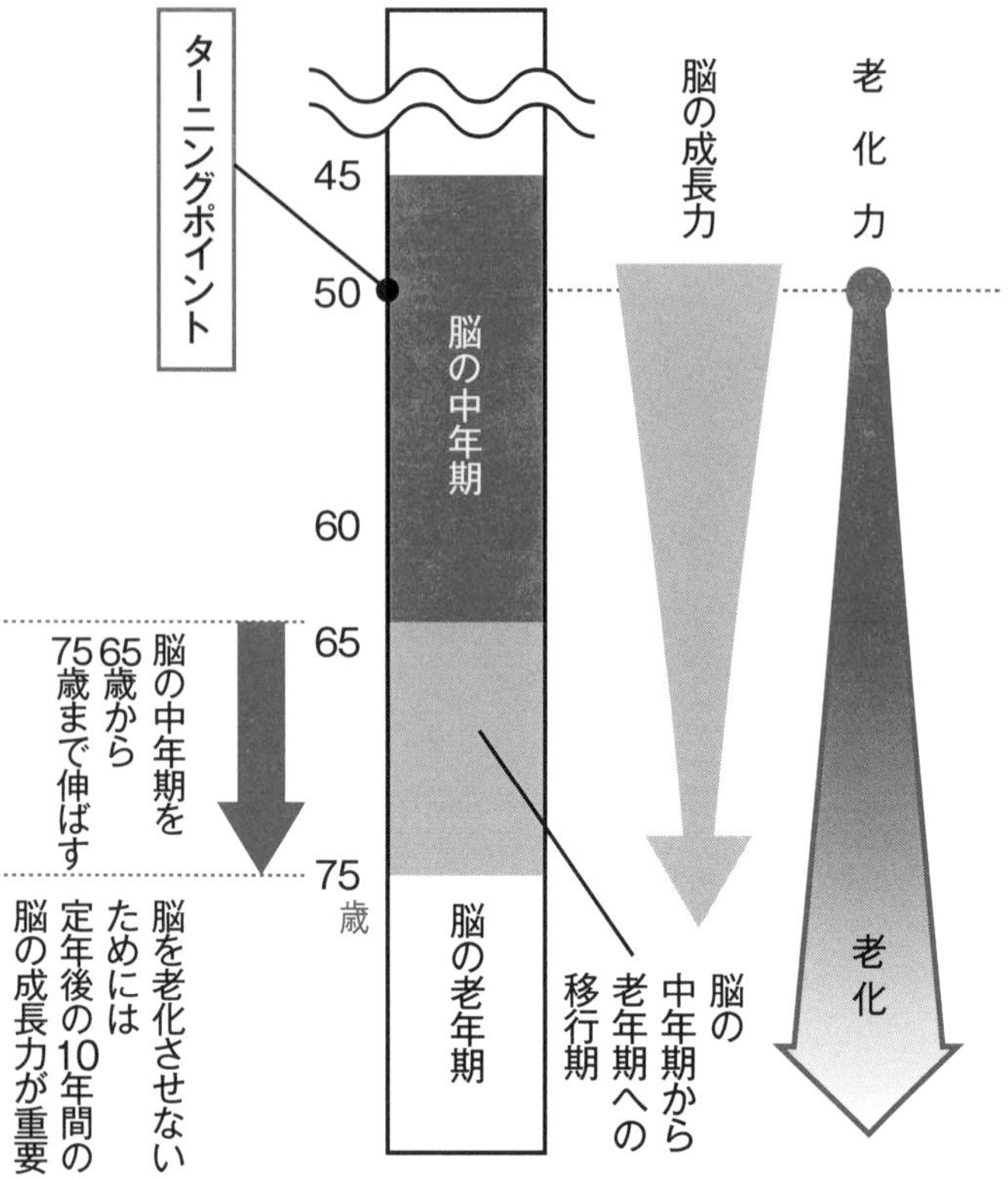

脳番地をバランスよく鍛えることが健康的な脳を維持する秘訣

「脳番地」については第4章で詳しく解説しますが、この脳の中年期（45歳から65歳、65歳から75歳の人はこのなかに留まるように努力する）に「いかに多くの『脳貯金』をするか」がキーポイントだと私は考えています。

「脳貯金」とは、脳番地をトータルに鍛えて認知機能を向上させることです。

認知機能が下がってしまうと、誰でも認知症になるといわれています。

認知症にならないためには、いかに高い水準で認知機能を保つかが生命線です。

認知機能とは理解、判断などを行う知的機能を指します。

強い脳番地が多ければ多いほど、認知機能は下がらないのです。

この「脳貯金」の量と質により、70歳前半と70歳後半とでは、あなたの人生が大きく異なってきます。

つまり、不幸にも認知症になってしまうか、死ぬまで健康的な脳でいられるかを分けてしまうのです。

65歳から75歳までが中年期の延長か、もしくは老年期に突入してしまっているかで、その後の人生がまったく異なってくるのです。

前にも書きましたように、脳番地は得意分野を伸ばすだけでなく、バランスよく成長させることが大切です。

人間の行為や動作は一つの脳番地だけで行っているわけではありませんから、苦手な脳番地を鍛えることによって、苦手がなくなるだけでなく、得意なことはより得意になるのです。

若いときに苦手だったことに挑戦すると海馬が成長する

また、若いときに苦手であったことにあえてチャレンジしてみることも大切です。

知らないうちにそのことを行う脳番地が刺激されて育っていて、苦手ではなくなっていたということもありますし、何よりも過去の経験をもとに、新しい体験が作られ、脳の成長に大いに役に立つのです。

私の患者さんで「二十数年ぶりにゴルフをしてみたら、歳をとったのに昔よりもボールがよく飛んだ」とおっしゃっている方がいました。

その方はこの10年間ジャズダンスもやられていたので、ゴルフに関する脳番地が意識しない間に育っていたのかもしれません。

昔は力を入れすぎてスイングしていたのに、筋力が落ち、自然に適切な力で打つようになっていたのかもしれません。

いずれにせよ、「昔は飛ばなかったボールが現在は飛ぶようになった」というのは、昔のゴルフの記憶をもとにして、新しいゴルフの記憶が生まれているわけです。

脳の中にある古い記憶が引き出され、新しく情報が入り、総合的な判断が働いているのです。

第1章にも書きましたが、海馬で行われる「出来事記憶」は時間軸に大いに関係していますから、これらのことは脳の成長には非常にプラスに働くのです。

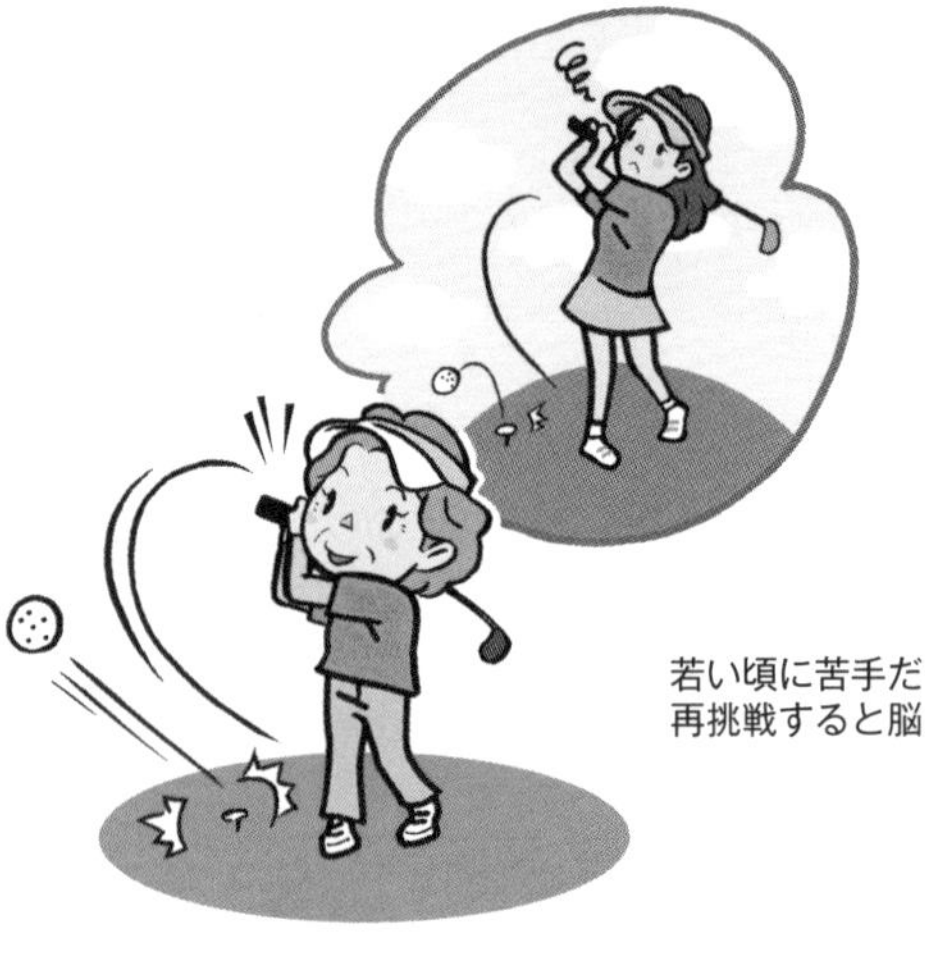

若い頃に苦手だったことに
再挑戦すると脳が成長する。

「昔は叩けなかった太鼓が叩けるようになった」とか、「ジョギングなんて辛いと思っていたら、走ってみると意外に長い距離が走れた」とか、あるいは「昔もできなかったけれども、今もやはりできなかった」でもかまいません。

昔から苦手であったことをやってみることは、未発達な脳番地を刺激するだけでなく、昔の記憶をもとに新しい記憶が生まれることにより、海馬の成長に非常にプラスに働くのです。

脳は使えば使うほど「潜在能力細胞」の働きで伝達速度が上がる

脳を成長させるキーワードは、①「潜在能力細胞」、②「チャレンジ精神」、③「他人のために頑張る」の3つです。

読者の中には、「人間の脳は10％ぐらいしか使われていない。だから鍛えれば鍛えるほど賢くなる」と子供の頃にお聞きになった方も多いと思います。

実際、そのとおりなのです。

もちろん、脳細胞は毎日劣化し死滅し続けています。

しかしながら、実際には使っていない多くの細胞があり、それらは死ぬまで使い切ることができないのです。使われていない脳細胞を①「潜在能力細胞」と私

は名付けています。

人間は自分が経験したことでしか、脳細胞を刺激して育てることができません。逆にいえば、いくつになっても新鮮な体験や苦手なことに挑戦して、脳細胞を刺激し続ければ、それまで眠っていた「潜在能力細胞」が働き始め、脳の機能を高めることができるのです。

要するに、歳をとって足腰が弱くなったり、肌艶《はだつや》が悪くなったりすることは避けられないことですが、体と脳は違うのです。

脳には歳をとってもまだ使っていない「潜在能力細胞」が膨大にあり、これを使えるようになることによっていくらでも成長させることができるのです。

どんな人でも死ぬまで頭をしっかりとさせていたいはずですから、このことがわかれば、「では、どうすればいいのか？」という考えに至ると思います。

そのためにはもう少し「潜在能力細胞」の説明が必要です。

それは､脳に新しい刺激が与えられ、脳が「こんなに入ってきたら情報処理ができないよ。助けて！」と音を上げ始めると、それまで眠っていた「潜在能力細胞」が成長して協力し、脳の情報伝達速度を上げる仕組みになっているのです。

脳を使わないでいると、伝達速度は上がりませんが、使えば使うほど、数多くの「潜在能力細胞」が活動を始め、伝達速度が上がります。

今までにない刺激を次から次へと受けると、眠っていた「潜在能力細胞」の助けを借りて、脳の伝達速度はどんどん高速化していくのです。

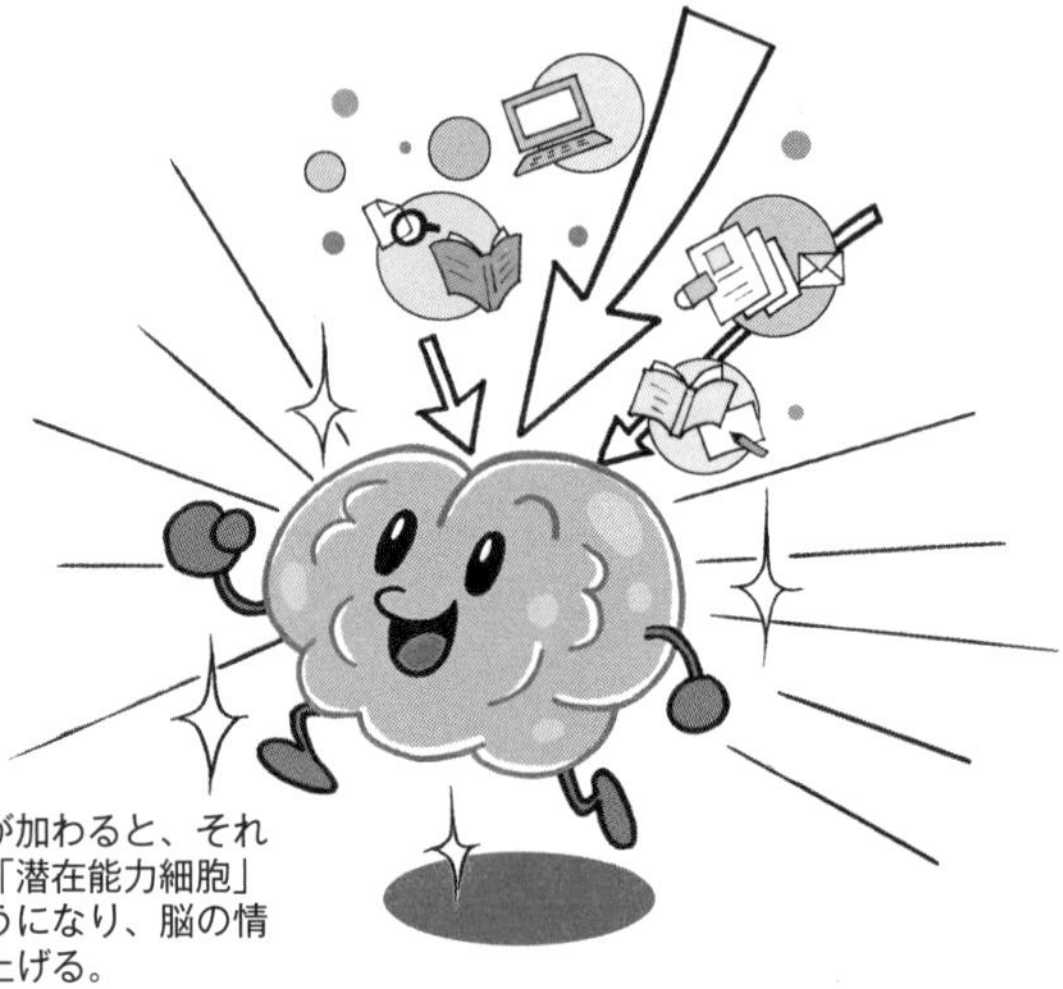

脳は新しい刺激が加わると、それまで眠っていた「潜在能力細胞」が活発に働くようになり、脳の情報伝達の速度を上げる。

「チャレンジ精神」は「潜在能力細胞」を動かす引き金

そのスイッチが、②「チャレンジ精神」です。

これまでやったことがないことにチャレンジすると、脳はそれまでの伝達速度では間に合わなくなるので、「潜在能力細胞」に「動け！」と命令を出します。

ピストルで言えば、引き金が引かれるわけです。

そうすると、神経細胞の伝達速度がどんどん上がり、脳の中の異なる番地がつながりやすくなり、ネットワークが広がります。その結果、少し考えただけで優れたひらめきが生まれたり、これまでとは比較にならないほどの速さで問題解決ができたりするようになります。

チャレンジ精神を発揮し、「潜在能力細胞」にスイッチが入れば脳は成長するのです。

チャレンジ精神こそ、自分自身の脳をもっと成長させたいという命令なのです。

ですから、脳を使っている本人が、自分自身の脳に「自分が何をしたいのか」をしっかり伝えることが大切なのです。

「俺は○○○にチャレンジしたいから、お前たち、協力してくれよ。俺の脳みそを、○○○ができるようにしてくれよ」とお願いするのがポイントなのです。

脳神経細胞には「神」という文字が付いています。やりたいことを明確にして、自分の神にお願いし、そして実行することで、普段使われていない「潜在能力細胞」を成長させ、脳を高速化することができるのです。

歳をとっても「他人のため」と考えると動ける

最後のキーワードが、③「他人のために頑張る」です。

これは、実は自分のためになるからです。

歳をとると、自分のためだけでは頑張れません。他力が必要なのです。

その〝他力〟とは、他人に手伝ってもらうこと（もちろんそれが必要なときもありますが）ではなく、ほかの人のために働こう、ほかの人の役に立とうと考えると力が出るということなのです。

納期が迫り、ほかのみんなが頑張って残業をしているケースを考えてみましょう。

たとえば「今日、残業は嫌だな」と思っても、自分も残業をすれば、大変そうな職場の仲間に少しでも楽をさせてあげることができる。

しかもこの場合、ほかのみんなも頑張って残業をしている。「みんなもやっているから俺も一緒になってやろう」というほかの人のエネルギーの感化を受けることによって、体力が落ちていたり、気力が衰えたりしていても、高いモチベーションで頑張ることができます。

また、「ほかのみんなが――」という条件がなくても考え方ひとつで、「他人のために」となります。

日課にしている散歩。だけど、今日は疲れているから休みたい。「でも俺が健康で働けないと妻も子も困るし、妻と子のために力を振り絞って散歩をしよう」と考えれば、やる気が沸いてきます。

50歳を過ぎると、もう「俺が俺が」だけでは行動することができません。「他人のために！」というほうが、大人として脳を活性化させやすいのです。

子育ても同じです。

子供の世話をすることで自分の体が動くわけです。

「おもてなし」も同じです。お客さまがいらっしゃるから準備して考えたり、サービスのために動いたりするのです。

もしも子供の世話をしなかったり、お客さまが来られなかったりしたら、何もせずに怠惰に過ごしてしまうかもしれません。

ですから、付き合う人を広げれば、その付き合いのおかげで自分の頭や体を動かすことができるのです。

脳には「大義」が必要なのです。

そういう意味では、モチベーションのつくり方や、動機づけの方法としては、「他人のために！」というのは、すごく大切なことです。

脳は歳をとればとるほど経験値が多くなり、「このくらいで十分だ」と、自分だけの動機では、楽をしてしまうのです。ところが、誰かのためとなると、相手のことを考えることになり、脳は自分だけの動機の場合よりも、ずっと働く必要が出てきます。

ですから、誰かのためにというふうに動機を考えると、脳はよりよく動くのです。

また他人のために行動すると、「ありがとう」とお礼を言われるのもすごく嬉しいことです。

「ありがとう」という報酬をもらって、相手に喜んでもらったことを確認して、「これはプラスだ」と自分自身で高得点を取った気持ちになる。そうすると、「さらにその報酬を得たい」と考える仕組みが脳にはあり、そのことが新たな動機づけとなって、さらに脳を活性化させることができ、好循環を生んでいくのです。

第3章

70歳から脳を成長させるためにすぐやめたほうがいいこと

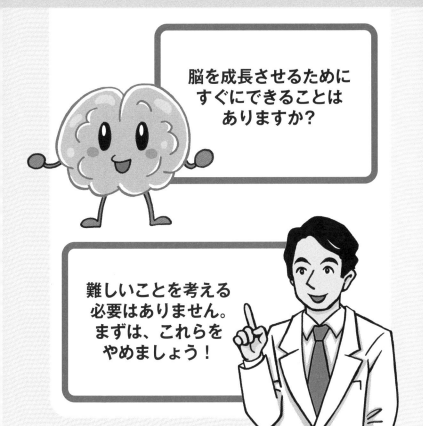

難しいことを考える必要はありません。まずは、これらをやめましょう!

たったこれだけのことをやめるだけで脳は成長する

「脳を成長させるために努力するのが必要なのはわかりました。しかし、毎日の努力は続かないんです」

ここまで読み進められた人の中には、こう考える方も多いと思います。

私も毎日、患者さんを診《み》ていますので、無理な要求をしても続かないケースが多いことはよく理解しています。

しかし、実際には「ほんの少し」の努力——というよりも**「生活習慣を少し変える」**だけで、脳が新鮮さを感じてイキイキしてきます。そして脳は「ぐんぐん」成長するのです。本書のテーマは、できるだけ楽をしながら脳を成長させることなのです。

まずは、「70歳から脳を成長させるために、すぐやめたほうがいいこと」が7つあることを覚えてください。

それは、

1「365日、同じルートで通勤したり移動したりすること。もちろん、外に出ないのはもっとよくありません」
2「悪い姿勢」
3「決まりきった行動」
4「物事を嫌々ながら行うこと」
5「他人の悪口」
6「怒ること」
7「喜怒哀楽がないこと」

どうですか？　すぐにできることばかりでしょう？

毎日、異なるものを眼から
インプットしよう

それでは、これらの行為が「なぜ脳の成長にマイナスなのか？」ということと、「どうすれば脳の成長にプラスにできるのか？」を順に説明していきます。

1 「365日、同じルートで通勤したり移動したりすること。もちろん、外に出ないのはもっとよくありません」

これまで私は「脳の成長のためには刺激が必要だ」と述べてきました。

最も簡単な脳に対する刺激は、眼でいろいろなものを見ることです。

そのためには通勤や毎日通う場所——勤め先、散歩、デイケアの施設など——

に、同じルートや方法で通わないことが重要です。

毎日通っている場所は、眼をつぶっても行ける感覚ではありませんか？

それは脳がまったく働いていないということなのです。

通勤であれば家から会社へと出発点と目的地は同じでも、できれば、帰り道を変えるとか、3日に一度、一駅分歩くとか、目的地までの行き方を変えると、脳がぐんぐん活発に動くようになります。

「定期があるから帰り道を変えるのは難しい」「一駅分歩くのは大変」という方は、いろいろなものを見ることを心がけましょう。

ポイントは眼に入るものを変えることですから、それだけでも十分に効果があります。

たとえば、四季折々の風景を楽しんで見るとか、時々、空を見上げる、看板で数字の「5」を探す……。散歩であれば3つぐらいのルートを決めておいて、順繰りに行うのも効果的です。

365日、日々変化をつけるようにすれば、脳にとってはすごく美味しい栄養になるのです。

毎日、違う風景を見ることが大切なのです。いつもと異なるものが眼から入ってくることで、脳が新鮮な体験をします。

脳の神経細胞は絶えず新しい刺激を待っています。

ですから、いままでにない刺激が与えられれば喜んで受け入れ、活性化するのです。

旅行もお勧めです。行ったことがない観光地に行き、食べたことのないものを食べ、新しい情報を入れると、脳はイキイキしてきます。

映画やテレビドラマ、読書も好きなジャンルに偏るのではなく、いろいろな種類のものを観たり、読んだりするのがベストです。

映画やテレビドラマは、ジャンルによって構成も、テイストも異なりますし、国によってムードが違います。

同じメロドラマでも、フランスの作品とイギリスの作品、アメリカ、インド、日本などでは、人間同士の機微、そういったものが異なってきます。

その違いは、見比べればよくわかります。

いろいろなジャンルの作品を観て、映画やドラマを深く理解できるようになれば、歳をとっても脳は衰えるどころか、ぐんぐん成長していきます。

あなたの脳は成長したがっているのです。植物を育てるように、その脳に水をあげて、栄養をあげて、太陽の光をあげれば、自然と成長するのです。

非常にシンプルな仕組みなのですが、そのことに気がついていなかったり、実行できずにいたりする人が多いので、私は本書のような本を書いて脳科学を正しく生活に役立てる活動をしているのです。

まずは、毎日の移動ルートから変えて、脳を成長させましょう。いまからすぐに！

「悪い姿勢」は脳の覚醒度を下げてしまう

2「悪い姿勢」

なぜ「悪い姿勢」が脳にマイナスなのかを説明します。

脳の一番上、頭のてっぺんのつむじのところには、自分の位置情報をインプットして、全体を俯瞰する「足の脳番地」があります。

「悪い姿勢」をとると、この「足の脳番地」への刺激が足りなくなり、脳のほかの番地も働きが悪くなるのです。

それは、人間の体は適切な姿勢をとることにより、脳が覚醒する仕組みになっているからです。

ですから、「悪い姿勢」で勉強すると頭に入りにくいのです。

「正しい姿勢」でないと理解力が落ちるのです。

また「悪い姿勢」は肩こりにつながったり、体のあらゆる部位の炎症を起こしたりします。

それらの障害に関しては第6章で詳しく説明しますが、「思考系脳番地」にマイナスに働きます。

良い姿勢は、意思ややる気の中枢である「思考系脳番地」を強くします。

ですから、「正しい姿勢」を肝に銘《めい》じて、常に意識して注意を怠らないことが大切なのです。

歳をとればとるほど、脳に迂回化をさせるようにする

3 「決まりきった行動」

これも、よくありません。

いつもやっていることは、無意識のうちにできたりしませんか？

脳は、決まりきった行動をする際には、新しいことをするときのようにあちこちの脳番地を使わないで、ショートカットで処理します。

これを「脳の自動化」といいます。

「脳の自動化」は人が数多くのことをこなせるように、決まりきったことに対しては脳に負担をかけないための仕組みなのです。

しかしながら、自動化された行為ばかりで一日を過ごすと、出歩かない人が思

うように歩けなくなってしまうように、いろいろな脳番地が働かなくなってきます。

脳の働きが、どんどん落ちてくるのです。

歳をとって自動化ばかりをしていると、眼に見えるほどの速度で脳の働きは鈍ってきます。

若いときにはこのショートカットが有効です。これをうまく使えると、テストの際に、短時間に問題を解くことができるので、点数も上がり、周りからは優秀に見られます。

ところが大人になり、自分自身で考えることが必要な立場になると、ショートカットが上手い人ほどノーベル賞からは遠ざかります。ノーベル賞には斬新な思考力が必要ですが、ショートカットばかりを行っていると、脳のいろいろな部分を万遍なく働かせないとできない、答えの出しにくい深い思考力が培《つちか》えなくなるのです。

歳を重ねたら、ショートカットできそうなものも、あえて迂回させる「迂回脳」をつくる必要があります。いかにして脳に迂回させるのか？　を意識して行動することが大切なのです。

わかりやすい例で説明すれば、「手で文字を書く」ことは脳を迂回させる行為です。

相手の話を聞きながら、記憶に残っていることを話せばいいものを、相手が話している間にメモをとり、それを見て答えを考える。

テレビの討論番組でも、優秀な人は手元でメモをとっています。

こういった行為は脳を迂回させていて、広く脳番地を使用していますので、当然、聞いて答えるだけよりも深い思考を行うことができます。

もっと簡単な例をあげれば、文字をパソコンで打ってばかりいると、あっという間に漢字が書けなくなります。

このことはみなさんも経験があると思います。

これが脳のショートカットの仕組みで、漢字だけでなく、脳はふだんから意識して使っていないと、かつて覚えていたものもアウトプットしづらくなってしまうのです。

しかしながら、「決まりきった行動」は楽ですが、そうでないことをするのは面倒臭いものです。

そこが勝負です。

面倒と感じるのは、その行動を行う脳番地をしばらく使っていないからなのです。

ですから、面倒だと思った瞬間に、「そこは自分の脳が最近使っていない部分で整備されていない山道のように寂れているんだ」と思い直し、「歩きにくい山道だけど頑張って進んでみよう」と考えます。

これは脳のトレーニングだと言い聞かせるのです。

その面倒なことを毎日行えば、歩きにくい山道も雑木林から舗装された道路になり、しだいに高速道路のようになってきます。

つまり、ぐんぐん脳が働くようになってくるのです。

脳のためには、面倒くさいことほど、積極的に行うことが必要なのです。

面倒くさいことをあえて行えば、脳にスイッチが入ります。

そうすると、新しい気づきもあります。

たとえば、楽をしてインターネットで買わず、面倒でも実店舗に行けば、目的の商品以外にも興味を惹《ひ》く商品を発見したりできます。

そうすれば新しい刺激を脳に与えることができるのです。

嫌なことも、楽しむ工夫をしよう

4「物事を嫌々ながら行うこと」

これは、最も脳のためによくないことです。

みなさんにお伝えしたいのは、「嫌だ」と思って行動すると、脳が働かなくなるということです。

嫌いという感情は脳の働きをストップさせてしまいます。

あらゆる行動は脳の成長に結びつきます。苦手なことは脳をイキイキとさせるチャンスです。しかし、嫌々ながら行動するのは、自分の脳にブレーキをかけながら同時にアクセルを踏んでいるようなものなのです。

そうすると、せっかく脳の成長のために動き始めた「潜在能力細胞」が迷ってしまいます。

「自分は働くほうがいいの？　働かなくていいの？　どっちなの？」となってしまいます。

嫌なことでも行う必要がある場合には、楽しんでやるべきなのです。

嫌なことでも脳の仕組み、つまり考え方を変えるだけで、楽しんで行うことができます。

起業家の堀江貴文さんのエッセイで読んだのですが、彼は刑務所に入っていたときに、一日に箱を数多く作るという作業をやっていたそうです。

最初は嫌々ながら行っていたら、ノルマにはまったく届きませんでした。

そこで頭を切り替えて、「どうすればたくさん箱を作ることができるか？」、その方法をあれこれ創意工夫をし始めると、箱を作ることがすごく面白くなり、その結果、刑務所で一番たくさん作ることができるようになったそうです。

堀江さんは彼独自の創意工夫で、嫌なことを面白いことに変えました。箱を作るという作業を、どうすれば手早く作ることができるのか？　その方法を研究する作業に置き換えたのです。

嫌なことを楽しいことに変えるためには、人によっていろいろな工夫の仕方があると思います。

私の場合は、「自分はこの作業を行うプロなんだ。一流なんだ」と言い聞かせます。プロですから、嫌だと思う自分は二番手に置き、誰かのため――たとえば発注者に喜んでもらうために責任と誇りを持って行うことができます。

これが私なりの「やらされている」から「やりたい」に変える方法です。

このように考えると、自己肯定感も上がりますし、脳が良い働きをします。

私の知り合いの編集者は、苦手なことを行う場合、時間をかけるのではなく、逆に短い時間を設定して、「この時間内に終わらせるために、３倍速でこれをやるチャンレンジをしよう」と考えるそうです。

そうすると、脳にスイッチが入ったようになり、高速でその作業を進めることができるのだそうです。

脳に、「これは楽しんでやるんだ！」と言い聞かせないと、「潜在能力細胞」が協力してくれません。


考え方、やり方は、その人なりの方法が一番で、自分に最も向いた方法を習得するのが大切です。

70歳を過ぎて、苦手なことも嫌だと思うことも楽しくやれるようになれば、脳はぐんぐん元気になっていきます。

面白いと感じながらやることができれば、脳細胞がどんどん活性化します。

こういった脳が持っている仕組みをプラスに使える人は、80歳、90歳になってもボケないのです。

嫌な人とも楽しく付き合えるように、自分を変える

嫌な人との付き合いも同様です。

長い人生においては、嫌な人や苦手な人と付き合う必要も出てきます。

たとえば、苦手な上司に頼まれたことを行う場合、その上司が苦手という意識があるだけで、脳が働かなくなります。当然、頼まれた仕事もうまくいきません。

なぜ嫌な人を嫌と感じるのか？

それは、その人の存在が自分の脳を働かせないから、働きをストップさせるからなのです。

嫌という気持ちは、脳が働きにくい状態だから嫌だと感じているのです。

苦手な作業も同じです。自分の脳を働かせないから、脳の働きをストップさせるから苦手なのです。

脳は、好きか嫌いかを、自分の働きやすさ、働きにくさで判断しているのです。

苦手なこともできるようになったほうがいいし、嫌な人とも上手に付き合えるようになったほうがいいのはもちろんのことです。


そのためには相手の性格を変えることは難しいので、相手のいいところを見つけたり、あるいは、自分のほうが変わったりする努力をして、相手と嫌々ながら付き合わないことが必要です。

「嫌な人とうまく付き合うのは、脳を活性化させる一番の方法なんだ」と自分に言い聞かせ、嫌な人とも工夫をして楽しく付き合えるようにすれば、さまざまな脳番地が活発に働きます。その結果、相手に能力が認められて、いつの間にか、自然に仲良く付き合える日が訪れるかもしれません。

「他人の悪口」を言うと自分の脳も働きをとめてしまう

4「物事を嫌々ながら行うこと」と同じように脳の働きをストップさせるという意味でやめたほうがいいのが、

5「他人の悪口」

です。

基本的に、ネガティブな発言は脳にマイナスなのです。

他人の悪口というのは、他人に「○○をするな」という意味です。他人に抑制をかけているのです。それは脳の側から見ると、他人の脳を働かせたくないという自分の意志の表れなのです。

相手に対して、「するな」というのは、同時に自分の脳に対しても抑制的に働きかけていることになります。「するな」という指示は相手にだけでなく、無意識のうちに自分にも影響を与えているのです。

これでは、脳は元気になりません。

逆に、他人に対して脳が働きやすい仕組みを作ってあげると、自分自身の脳もよく働くようになります。

否定というのは、不思議なのですが、他人に対しても自分に対しても、ネガティブというよりは、停止の方向に向かってしまいます。脳細胞の働きを停止させてしまうのです。

「するな」は「運動系や思考系の脳番地」を抑制します。

「黙れ」は「伝達系脳番地」を抑制します。

これは、脳機能の計測をすると一目瞭然です。

他人の悪口を言う人は、この単純なことに気がついていないのです。

自分よりも若い人や嫌いな人の話を聞かないのも良くありません。

そもそも、相手によって話を聞かないというのは、情報選択をし、フィルタリングをしているということです。

これは「聴覚系や理解系の脳番地」を使いたくないということです。

見方を変えれば、フィルタリングして、情報量を少なくすることで、脳の働きを少なくしないと、脳に入ってこないということです。

これは、すでに脳の衰えが始まっ

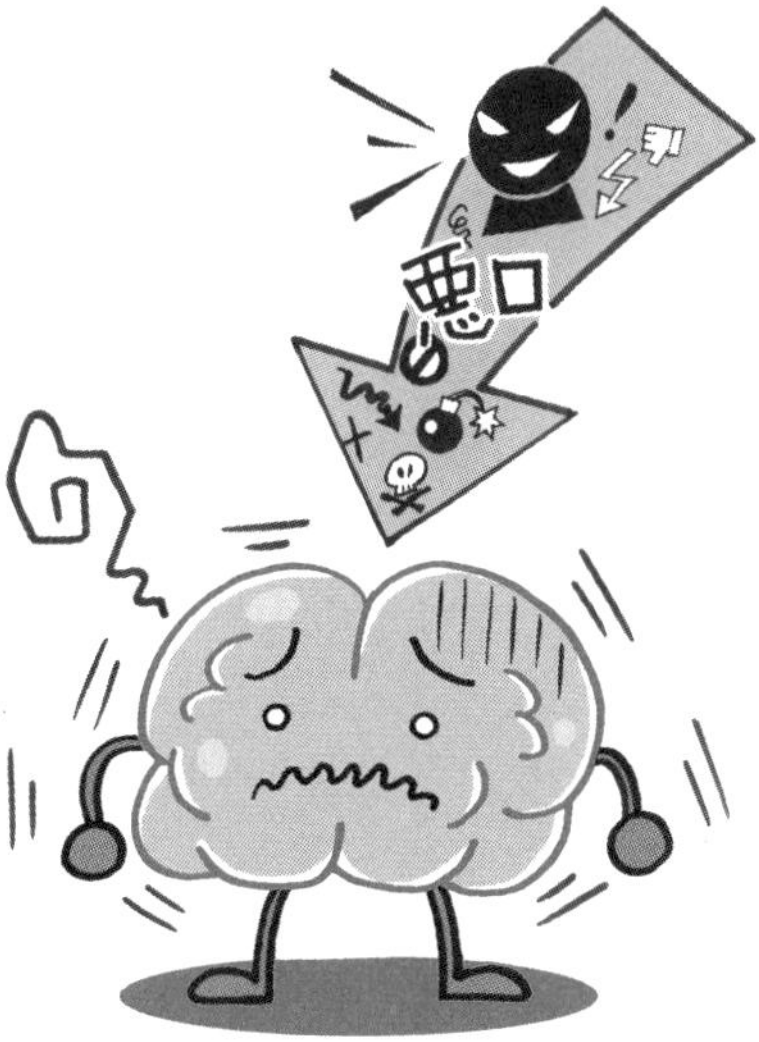

「悪口」は、他人に「するな」とネガティブに働きかけること。これは同時に自分にもネガティブに働く。

ている可能性があります。

フィルタリングされて、自分の脳では受け入れられないという仕組みができあがっているので、若い人や嫌いな人の話を聞かないのではなく、聞けないのです。

理解できないことや、好きではないことが聞けないということは、もう脳が衰えてしまっているのです。

そうではなく、自分の脳を開放して、若い人の話でも、嫌いな人の話でも、自分では理解するのが難しい話でも聞けるように、脳の仕組みを変えようと意識すれば、素晴らしい70代を過ごすことができるのです。

「怒る」と脳は酸素不足で非効率な状態になる

６「怒ること」

これも、脳にはマイナス効果しかありません。

怒ることと、怒りがこみ上げてくるということは意味合いが異なります。怒りがこみ上げてくる場合は、現在の状況を十分理解して、こんなことは良くないんだと怒りがこみ上げてきます。これは理解力が上がっているわけです。ところが、怒ってしまうと、脳の血流だけが上がり、脳細胞が活発に動けなくなります。

怒る直前までのプロセスでは脳を過剰に使って酸素不足になります。しかし怒ってしまうと、脳細胞が働かないのに、過剰な血液が供給されて、血圧が上がって興奮だけが高まり、さらに非効率な脳の状態になるのです。

脳血流がもとの状態に戻り、安定期に入るのに、数十分から1時間ほどかかります。

そうなると、理性的に脳を使うことができなくなります。

マンガなどに、怒りすぎて、脳の血圧が上がり、倒れてしまうシーンがあったりしますが、簡単に言うと、そんな状態に陥るのです。

脳が働かなくなってからの言動は、あなたの印象を非常に悪くします。

また、意味を理解して怒りがこみ上げて爆発するのではなく、相手の話が理解できなくて怒ってしまうケースは最悪です。

たとえば歳をとって相手の言うことが理解できなかったり、言っている意味がわからなかったり、相手に自分の思っていることと違う行動をされて怒ったりする場合は、自分の過去の経験でしか物事を判断できなくなっているのです。つまり、相手の立場を考える想像力などの、脳の働きが衰えているのです。

最近怒ることが増えているというのは、脳の働きが落ちているというサインなのです。

怒りがこみ上げてきたとき、あるいは相手の言うことや行動が理解できないときは、感情を爆発させずに、相手がなぜこんなことを言うのか、したのか、自分はどうするべきなのかをしっかり考えるべきです。

一番いいのは、怒りがこみ上げてきた理由を、冷静に文章にして言語化し、自分自身はどう考えているのかを見直すことです。

#「喜怒哀楽」がないのは「感情系脳番地」、「運動系脳番地」が弱っているから

7「喜怒哀楽がないこと」

これも、脳を衰えさせます。

喜怒哀楽は、「感情系の脳番地」が働くことで表現されます。入ってきた新しい情報に対して、面白がったり、怒ったり、悲しんだりするのは、脳の主体的なアウトプットなのです。

それなのに、何が入ってきても無感情だったりするのは、脳の反応がかなり鈍感になってきているということなのです。

脳番地が情報に対して反応しなくなっているのです。

脳のそんな状態が続いていると、かなりの確率で「うつ」になりやすくなります。

また、喜怒哀楽がないということは、無表情だということです。

顔の筋肉が動かない、つまり、運動系脳番地が弱っているのです。

こういった人たちは、顔だけでなく、全体的に覇気がありません。

喜怒哀楽がはっきりとしている人は、「感情系脳番地」も「運動系脳番地」も活発に動いているので、元気がいいのです。

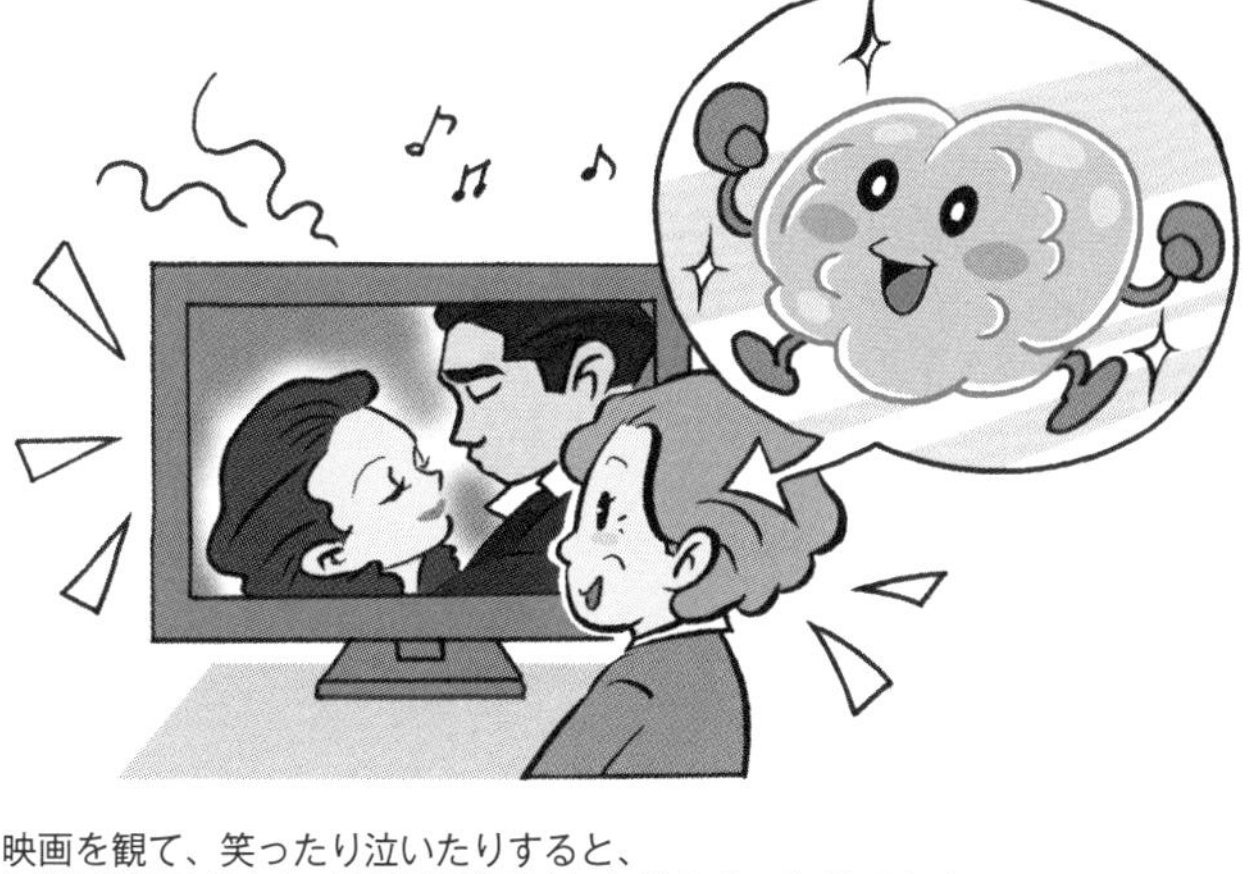

映画を観て、笑ったり泣いたりすると、
「感情系脳番地」と「運動系脳番地」を鍛えることができる。

自分で喜怒哀楽が少ないと感じている人は、映画を観たりして「感情系脳番地」と「運動系脳番地」を鍛える必要があります。


私は子供の頃、おじいちゃんとおばあちゃんと川の字の状態で甘えて寝ていました。現在は、そういった楽しくて懐かしい想い出を10個ぐらい毎日寝る前に思い出して、楽しい気持ちで一日を終わるようにしています。

おそらく、寝るまでの時間は、私の顔はニコニコしていると思います。

「感情系脳番地」を鍛える方法として、このやり方は、ぜひみなさんにお勧めしたいですね。

第４章

70歳から脳を成長させるためにすぐ始めたほうがいいこと

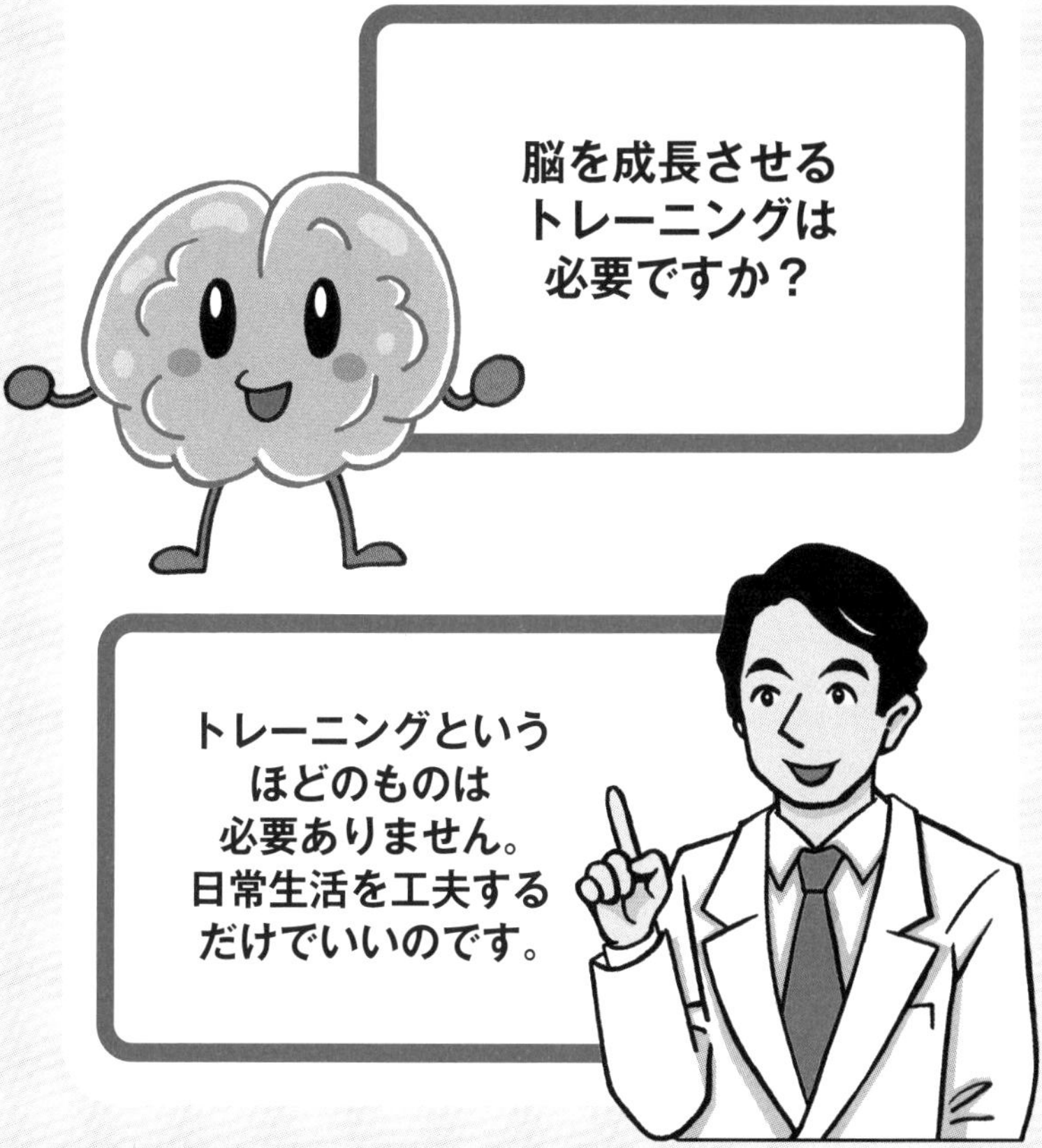

脳を成長させるトレーニングは必要ですか？
トレーニングというほどのものは必要ありません。日常生活を工夫するだけでいいのです。

ほんの少し日常を面倒臭くするだけで脳を鍛えることができる

脳を成長させるキーワードは「面倒臭い」という言葉です。


日常的に使われていない脳番地を使おうとすると、脳は「面倒臭い」と感じます。

しかし、実はこの瞬間にこそ、脳を成長させるチャンスが詰まっているのです。

「面倒臭い」と感じたときは、言い換えれば苦手な脳番地を発見した瞬間であり、そのポイントを鍛えれば脳は大きく成長するのですから。

毎日の生活にはこの「面倒臭い」と感じる時や、わざと「面倒臭く」して積極的に脳を鍛える機会はいくらでもあります。

本章ではそんな「機会」を7つ揃えてみました。

それは、

1「左手での歯磨き」
2「自分で料理をする」
3「小さいことでいいので目標を持つ」
4「いろいろなことに挑戦する」
5「片付けをする」
6「片足立ち、後ろ歩きをする」
7「未来の予定表をつくる」

です。

「何だ、簡単なことばかりじゃん!」というみなさんの反応が、目の前に浮かびそうです。

しかし、これらのことを続けて行えば、半年も経てばあなたの脳は万遍なく、しかも劇的に成長しているはずです。なぜ、これらの行為が脳を成長させるのか?順を追って説明していきましょう。

「左手での歯磨き」は右脳を鍛えるだけでなく思考を柔軟にする

まずは、

1「左手での歯磨き」です。

日本人のほとんどは右利きです。

右利きの人は当然、右手ばかりを使いますので左脳は大きく成長していますが、右脳は未成長のままであることが多いのです。

左手も使い、右脳を成長させたいと考えても、毎日行う行動のなかで、右手から左手にうまく置き換えることができるものは、ありそうでありません。

その意味において、1「左手での歯磨き」は「日常的に行う」点と「多少うま

く動かなくても困らない」点において、左手を使うトレーニングには最適なのです。

利き手でない手で作業を行うのは、いつもと異なる脳番地が鍛えられるだけでなく、ほかにもさまざまな点において自己を向上させるトレーニングとなります。

その一つが、「ふだんから不自由さを体験していると怒りにくくなる」ことです。

不自由なことを我慢して行っていると、怒りが出にくくなります。

苦労している人が我慢強かったり、雪国の人が粘り強かったりすることをを想像していただけると、わかりやすいと思います。

前章でも述べましたが、「怒る」と、脳血流と血圧が上がり、脳の活動がストップしてしまいます。ところが不自由で怒りたくなるのを我慢して現在行っている行動を続けていると――「怒り」たくなってもその感情を押し殺して作業を継続していると――「怒ら」ない分、「思考が柔軟」になってきます。

本来は感情を爆発させて「怒り」たい。それでも我慢を続けていると、「怒らなくても」解決方法があるのでは、と考えられるようになるのです。その過程で、いろいろな脳番地が連携して、あなたの脳は「思考が柔軟」に働くように動きます。その結果、脳番地が成長して、さらに「思考が柔軟」になるのです。「思考が柔軟」になれば、さまざまな「困難」に打ち勝つ力が付いてきて、あなたの人生には大きくプラスになります。

2022年9月30日にNHKで放送された『プロフェッショナル　仕事の流儀』には、〝ホルモンの神様〟として有名な焼肉店「鹿浜　スタミナ苑」の豊島雅信《とよしままさのぶ》さんが出演されていました。

豊島さんは幼少期に利き腕である右手の指を2本事故で切断し、利き腕ではない左手一本でホルモンを焼き、〝ホルモンの神様〟と呼ばれるまでになりました。

2022年10月3日のNHK番組『映像の世紀　バタフライエフェクト』では

日系人初の米連邦議員、ダニエル・イノウエ氏（1924～2012年）が特集されていました。

イノウエ氏はホノルル生まれの日系2世。第二次世界大戦の欧州戦線で日系人部隊の一員として戦い、右腕を失いました。

そんな困難にも負けず、政界に進出して戦後は長年連邦上院議員を務め、日系人の地位向上や日米友好に力を注ぎました。大統領継承順位第3位の「上院仮《かり》議長」にも選出されました。死後、その功績が認められ、イノウエ氏の名前がホノルル国際空港の正式名称になり、日系人として初めてアメリカ海軍の艦船《かんせん》の名前にもなり、米上院の最古参議員となりました。

利き腕が不自由になったり、それを失ったりしても、成功した2人の人物のドキュメントを観て、利き腕以外の手を使うことは、やはり、人生を大きく切り開くためのヒントになると確信しました。

「料理をする」と、脳番地を自然に万遍なく使うことができる

2 「自分で料理をする」

に関しては、料理が脳トレに最適だという内容の『家事で脳トレ65―何歳になっても脳が成長する家事のＨＯＷ　ＴＯ』（主婦の友社）という書籍を私は出版しています。

「食べる」という欲求に対し、「料理をする」というのは「食べる」までの距離なのです。

何を作ろうかと考え、スーパーに行くとさまざまな食材が並んでいて、想像力が働きます。

また冷蔵庫の中の残り食材を覚えていることも重要で、「記憶系脳番地」も刺

激されます。

食材を買うだけでもさまざまな脳番地への刺激がありますが、さらに、切ったり、煮込んだり、焼いたり……といろいろな過程があり、脳番地をごく自然な流れで万遍なく使うことができるのです。

たとえば、卵焼きひとつを作っても、毎日同じようにはできません。パスタだってそうです。食材や火加減、切り方など、さまざまな条件の違いで味や見栄えが異なってきます。

作るときもいろいろな脳番地を刺激しますが、「昨日はこの分量で、こんな出来だった。一昨日はこの分量でもう少しうまく作れた」と工夫していくと、「出来事記憶」も大いに刺激されます。

過去の記憶を司《つかさど》る頭の後ろ側の情報をもとに、新しい記憶を取り入れる前頭葉の「記憶系脳番地」で考えますから、脳の前方も後方も万遍なく使われることになり、脳の活性化に大いに役立つのです。

女性のほうが、男性と比較して長生きで、なおかつボケにくいのは、自分で食事を作っているということがポイントなのでは、と私は考えています。

ですから、男性にも料理は絶対にお勧めです。

実際に統計的にも、夫婦で高齢者になって女性のほうが料理を担当している場合、男性のほうが衰えやすいというデータがあります。

さらに、料理は友人などが家に来たときの「おもてなし」にも使えます。「彼のために、彼女のために、こんな料理を作ろう」と考えるのは「伝達系脳番地」を強く刺激します。

特に、「おもてなし」のための料理は、言葉を使いません。

相手に自分の気持を伝えるという行為は、ふだんは言葉を使いますので、言葉を使わないこうした伝達は、「伝達系脳番地」をいつもと異なった意味で鍛えてくれるのです。

「目標」は「思考系脳番地」と「記憶系脳番地」を活性化させる

3「小さいことでいいので『目標』を持つ」

も重要です。

前頭葉にある「思考系脳番地」を活発に動かすには、どうしても理由付けが必要です。

「なぜ、そうしなければならないのか」ということが脳には大事なのです。脳は「目標」に向かい、それを実現させようとして神経細胞が働く仕組みを持っています。

ですから、小さなものでもしっかりとした「目標」を持つことにより、脳細胞同士が協力しやすくなり、働きやすくなります。

また、「目標」があるということは「前向き」であると言い換えることもできます。

「前向き」に物事に取り組むためには、過去を役立てる必要があります。

過去にしがみつき、過去を悔いてばかりいるのは、思い出すという思考であり、「記憶系脳番地」の後ろの部分しか使いません。

特に脳の前後にわたり、5センチほどの長さのある海馬は、前方が記憶の入力、後方が記憶の想起に関係すると考えられています。

前向きな生き方をすれば、過去の経験にプラスして、これから起こるであろう新しい事象に対する思考力であるとか、会話力とかを使うことになります。

つまり、「海馬」の後方にある過去の記憶を思い出す仕組みと新しい情報を取り入れる前方の仕組みの両方――「海馬」の前後を幅広く使うことができるのです。

常に挑戦する心を持つと脳を大いに刺激する

絶対に必要なのが、

４「いろいろなことに挑戦する」

ことです。

小さなことでいいのです。たとえば、近所に新しいお店が出来たら行ってみる。歩いていて、知らないお店があったら試しに一度入ってみる。

これだけのことで、ずいぶんと脳にはプラスになります。

さらにラーメンであれば、すごい激辛ラーメンや見たことも聞いたこともない変わったラーメンとか、変化球ラーメンを食べると特に「出来事記憶」を強く刺激します。

コンビニで新しいスイーツを見つけたら、買って味見してみるだけでもいいのです。

新しい商品には、新しく発売するための工夫があり、そのためにプロが時間と熱意をかけています。それを味わい、追体験するというのは、脳への刺激に大変プラスになります。

機会があれば、一流の料理人が腕を振るうお店に行くのもいい経験で、お勧めです。

「締め切り」は「潜在能力細胞」の力を結集させる

第3章で、「苦手なことに対しては逆に時間制限をかけて挑戦する」という知り合いの編集者のやり方を紹介しました。

みなさんも、締め切りや期限が近づくと仕事がグンと捗《はかど》った経験があると思います。

「あらゆることに締め切りを作る」ということも、脳を活性化させるために有効な方法です。

第2章では、チャレンジ精神がまだ使っていない「潜在能力細胞」の力を結集させると述べました。

「締め切り」の設定は「この時間までに○○をやり遂げる」というひとつのチャレンジです。

また「時間を意識する」というのは海馬に働きかけるので、「出来事記憶」を深めるのに非常に有効です。

定年になって、時間に余裕ができたとしても、常に時間を意識して「何時まで」と締め切りを考えていないと海馬の能力は衰えてしまいます。

大昔、まだ時計がなかった時代にも締め切りはありました。

朝日と夕日、季節あるいは温度、天気により、農家の人たちも漁業の人たちも、「雨が降りそうだから今日は作業を早めよう」とか「早くしないと夏が終わってしまう」など、天候や時間を意識して仕事をしていました。

ところが文明が発達して電球が登場し、一日中ライトアップされることによって、昼夜関係なく仕事ができるようになりました。

さまざまな文明の利器が発明され、季節や天候などの自然条件に影響を受けずに仕事ができるようになりました。

ところが、生活が便利になった分、天候や時間を意識しなくなり、「出来事記憶」は衰えやすくなってしまったのです。

ですから、文明の進んだ現在は、大昔よりもずっと「時間」と「締め切り」を意識して、挑戦することが重要になっているのです。

それは高齢者も同じです。

働いていたときとは異なり、時間に余裕ができた今だからこそ、「締め切り」を自分で作る必要があるのです。

「締め切り」は「時間」です。

その「時間」に関連したお話をすれば、**「数字」**を意識することも大切です。

「物事を数字化して考える」のが脳の成長に大いにプラスになることに関して、これからお話しします。

脳梗塞が脳のどの部分で発症しても、数字に対する能力は落ちやすくなります。

要するに数字は、いろいろな脳番地に万遍なく関係しています。ですから、どこが脳梗塞になっても能力が落ちてしまうのです。

逆に言えば、数字で物事を考えることにより、万遍なく脳番地を動かすことができるのです。

それなのに、日本では、特に高齢者になると、面倒なこともあり、数字を使わなくなります。

数字を使わないことが長く続くと、英語を学生時代に勉強したのに、社会人になると使わないから忘れてしまったのと同じで、数字に対する能力がどんどん衰えてきます。

ですから、「今日の分の仕事は終わった」と考えるだけでなく、「それは全体の何％なのか」というように物事を常に数値化して考える癖を付けてほしいと思います。

そのことが、あなたの脳を万遍なく成長させる一助になるのです。

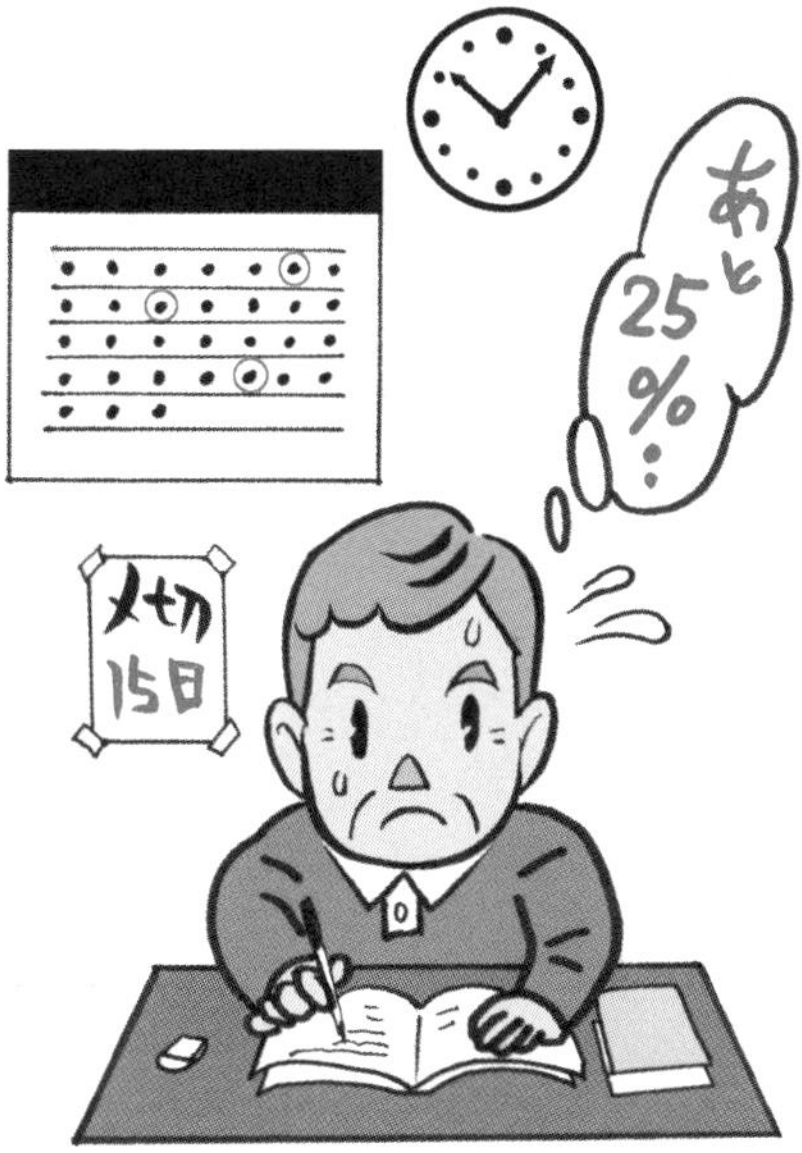

締め切りをつくると「潜在能力細胞」の力を結集させることができるだけでなく、海馬にも働きかけがあり、脳には非常にプラスだ。

若作りをして、若い気持ちになると、脳も若返る

もうひとつ「挑戦」に関して、みなさんにお話をしたいのが「若作りをするということ」です。

もしもあなたが70歳であれば、30歳ぐらいサバを読み、45歳ぐらいの気持ちや服装でいるのがベストです。

私は第2章で「現実的に見て、65歳から75歳が脳の中年期から老年期への移行期です。45歳から65歳は中年期です。ですから、脳を老化させないためには、65歳から75歳の方々は自分が45歳から65歳の枠にとどまることができるように努力することが大切なのです」と述べました。

つまり、45歳というのは、ひとつ前のカテゴリーの一番若い年齢なのです。

ひとつ前のカテゴリーの一番若いところに自分がいると信じ、考え方やファッションもその年齢に合わせると、しだいに45歳の脳の働きが蘇《よみがえ》ってきます。

もちろん、45歳にこだわらず、20歳の若者ふうにするのもお勧めです。

このことを知り合いの編集者に話したところ、彼は「私は映画『一枚のハガキ』を99歳で監督された新藤兼人監督が70歳ぐらいのときにお会いしたことがあります。当時70歳でジーパンの人は珍しかったのですが、監督はジーパン姿で新しい作品のことを熱く語られました。その姿はどう見ても、50歳前後という感じでした」と自分の体験を話してくれました。

おそらく当時の新藤監督は、自分を50歳ぐらいと思っていたに違いありません。

ですから、見た目も心も50歳になり、99歳まで数多くの作品が撮《と》れたのだと思います。

「工夫する片付け」はさまざまな脳番地を鍛えてくれる

次に、苦手な方もいらっしゃるかもしれませんが、

5 「片付けをする」

をみなさんにお勧めします。

「片付け」も決まりきったパターンでやるのではなく、工夫して行うことが大切です。

工夫して片付けをするというのは、「どこに何を置くか?」というまだ眼に見

えていないものに対する想像力を働かせることです。

そうすると、「視覚系脳番地」、「思考系脳番地」が鍛えられます。


２つの脳番地が刺激を受けることにより、脳が非常に活性化するのです。

逆にいえば、２つの脳番地を使うため、脳がすごく活性化している状態でないと、片付けが上手にはできないのです。


まとまった時間が取れなければ、部屋の一部だけでも片付けてみましょう。

今日は本の山を整理しようとか、よく使う引き出しの中だけを片付けようとか、片付けを小分けにして行うと、やりやすいと思います。


雑誌などは重さもあります。

無理をしない程度に「筋トレ」気分で重いものを持つのもお勧めです。

そうすれば、「筋トレ」と「脳トレ」が同時にできることになります。

バランス感覚を鍛える行為は、脳に多くの効用をもたらす

6 「片足立ち、後ろ歩きをする」

は、ぜひ挑戦してみてください。

歳をとると、階段一段でも転んで骨折したりします。

「骨がもろくなっているから」とみなさんは言われますが、まず問題なのは「折れた」結果よりもその前段階の「転んだ」ことなのです。

歳をとると、小脳と筋力が衰え、どうしても体のバランスが悪くなります。

小脳は主に運動機能や平衡感覚を調節します。

「いや、私はそんなことはない」とおっしゃる方は、眼をつぶって片足立ちをし

てみてください。

グラグラと揺れて、自分で思っていた以上にうまくできない方が多いと思います。

グラつくということは、調節能力の衰えなのです。

小脳が弱り、バランス感覚が衰えているのです。

特に「後ろ歩き」は「運動系脳番地」だけでなく、脳梗塞になりやすい「理解系脳番地」のある、頭頂葉の脳活動を高め、脳梗塞の予防にもなります。

さらに、片足立ちも後ろ歩きも、それを行うことにより、自分の体を意識し、バランスをとろうとして、自分の現在の全体像を体感できます。

ふだんは意識をしていない自分の体全体ですが、眼をつぶって片足立ちをすると大きく揺れますから、自分の体全体に意識が向かうのです。

このことは、脳に必要な「自分が生きている感覚」を刺激してくれます。

また認知症になると「見当識《けんとうしき》」がなくなります。今日が何月何日かわからなくなるのです。

自分の体を実感するという行為は、この「見当識」を鍛えるトレーニングにもなります。

先に「階段で転んだ」と述べましたが、「階段」は十分に気をつければ、さまざまな脳番地を刺激する格好のトレーニングの場となります。

まず、階段を降りることは、足元をよく見るので、「視覚系脳番地」を使い、それだけで脳のトレーニングになります。

自分で危ないと感じる人は危険ですから、手すりに掴《つか》まり、注意して行うことが大事ですが、階段を降りるという行為は、筋肉の質力、あるいは注意力を通常よりも多く使うので、バランス感覚のトレーニングとなり、小脳を鍛えてくれるのです。

逆に、これも気をつけて行ってほしいのですが、上《のぼ》る場合は、時には階段の一段飛ばしに挑戦していただければと思います。

一段飛ばしは、ふだんはしませんので、あまり使わない筋肉を使うことに加え、眼でよく見て、歩幅や段差など、これからどう動くか、予想を立てないとできません。

ですから、いつもは使わない体の部位と脳番地を同時に使いますので、脳の活性化に大変に有効なのです。

「近い将来の予定表」は海馬の前後を使うことができる

最後にみなさんにお話ししたいのが

7「近い将来の予定表をつくる」

ことの重要性についてです。

たとえば、私がちょっと長い旅行を予定しているとします。
そのためには仕事を休む必要があります。
そこで当然、「来月の仕事のこれは前の月に持ってきて」と考えます。
それと同時に、「旅行の時には何歳になっていて」と考えたり、「クリニックは

こんな感じになっている」と未来を想像するのです。

これらのことは、これから実際に起こることを前提としながら、前向きな記憶を創造していることになります。

これは言い換えれば「逆算の予定表」で、しかも自分がなぜそんなふうに考えているのかといえば、そうしたいと思っているからなのです。

この行為は、いろいろな脳番地を使うと同時に、前向きに脳を使っていることになり、脳の強化に非常に有効なのです。

脳は前向きなことが大好きですから。

たとえば夫婦で、70歳になったら京都に旅行しようとか、そのために今から京都の本を読んで勉強しようとか、そんなふうに考えると、未来の予定が実現していく過程で、脳をかなり強化することができます。

元旦は必ず夫婦で旅行をすると決めていれば、次の予定を考える段階で脳を前向きに使い、昨年や一昨年、十年前の旅行を思い出すことで、時間軸がつながり、「記憶系脳番地」の中枢である海馬の前方も後方も使うことになって、脳はかなり活性化されます。

そういった意味では、日本の祭り行事の仕組みは素晴らしいと思います。春夏秋冬でいろいろな祭りがあり、毎年同じような行事ではあるけれども、参加する人は毎年ひとつ歳をとる。

新たな人がこれまでの伝統を少しずつ教わり、しだいに伝統を教える側になっていく。今年の祭りの話をする際には、昨年や一昨年の話題が出てくる。まるで大河の流れのように続く時間を体験することは、海馬を大きく刺激します。

さらに、学校でも会社でもない独自のヒエラルキーがあります。学校でも会社でも存在感がない人やふだんは地味な老人がリーダーになり、大活躍したりします。地域の祭りに参加するというのは、日常とは大きく異なる体験をすることであり、脳の活性化に非常に役立つということがおわかりになると思います。

第５章

70 歳から脳を成長させるための食事・睡眠

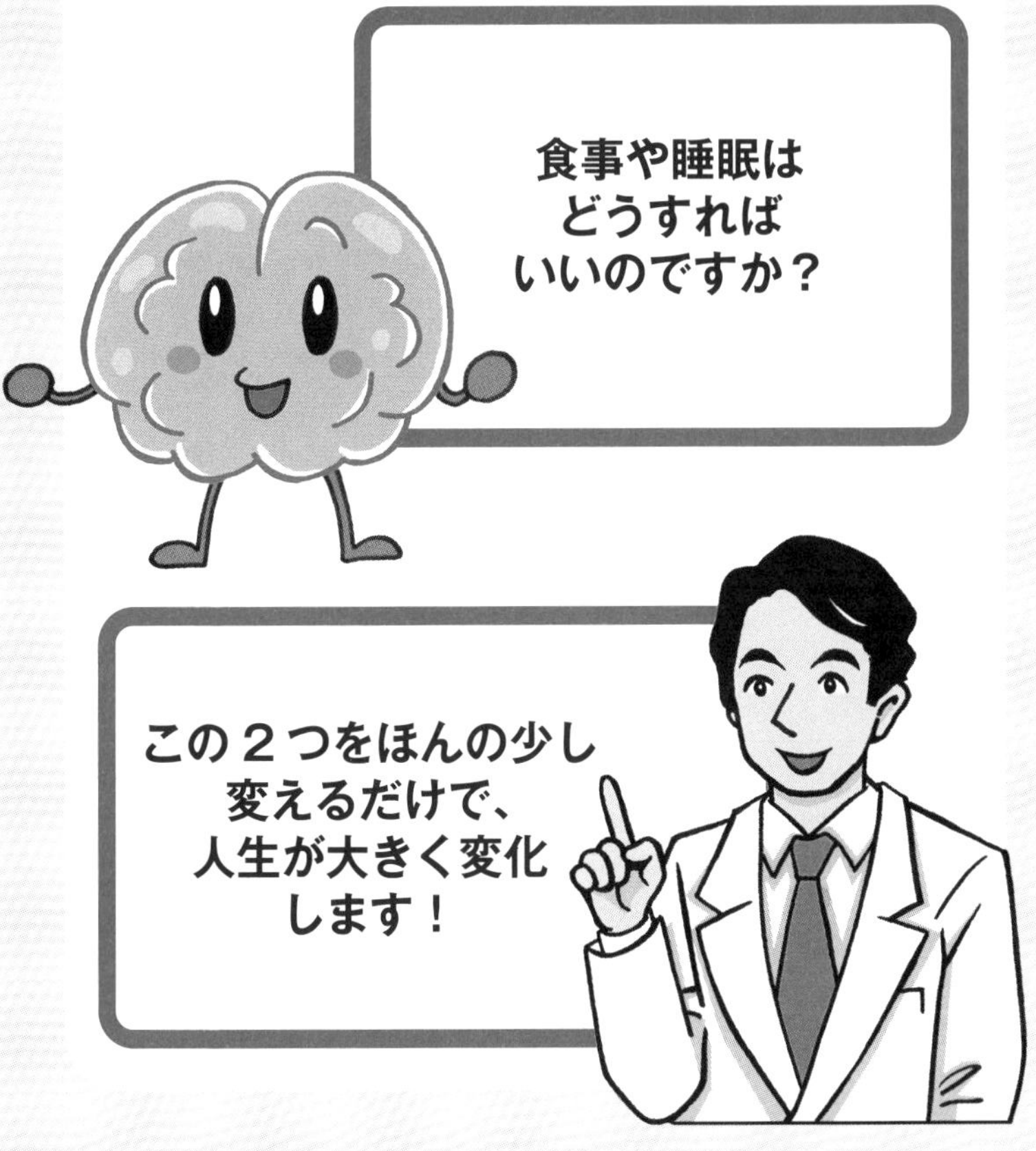
食事や睡眠は
どうすれば
いいのですか？
この２つをほんの少し
変えるだけで、
人生が大きく変化
します！

睡眠と食事は宇宙の摂理にそって大脳でコントロールする

地球は24時間かけて自転し、太陽の光を受ける時間は昼になり、受けない時間は夜になります。

同時に太陽の周りを３６５日かけて公転し、その傾きにより、春、夏、秋、冬という四季があります。

人間も動物で、この宇宙の摂理である時間の流れの中で生きています。

それに逆らって生きることは、寿命を縮めるだけでなく、脳や体の成長にもマイナスです。

つまり、人の生活には宇宙によって決められたリズムがあるのです。

当然、睡眠にもリズムがあり、食事にもリズムがあります。

最近の研究では、すべての臓器にもそれぞれのリズムがあるということがわかってきました。

肝臓には肝臓の日内リズムがあり、腎臓には腎臓の日内リズムがあり、肺には肺のリズム、脳には脳のリズムがあるのです。

そのため、睡眠、食事を含めた一日、24時間の過ごし方は、脳の成長だけでなく、歳をとっても元気で生活するために非常に重要なのです。

この時間の使い方に関しては、動物と人間では、大きく異なります。

動物は眠くなったら眠り、お腹が空いたら食事をとります。

ところが人間は自分の意志で、徹夜をしたり、食事を抜いたりできます。

ここで重要なのは、睡眠と食事に関しては、宇宙の摂理を無視して行うのは絶対に良くありませんが、逆に脳幹が持っているリズムに従うだけでは、脳の成長にはマイナスだということです。

自然の摂理で眠ったり、食べたりするのではなく、大脳でコントロールすることが大切なのです。

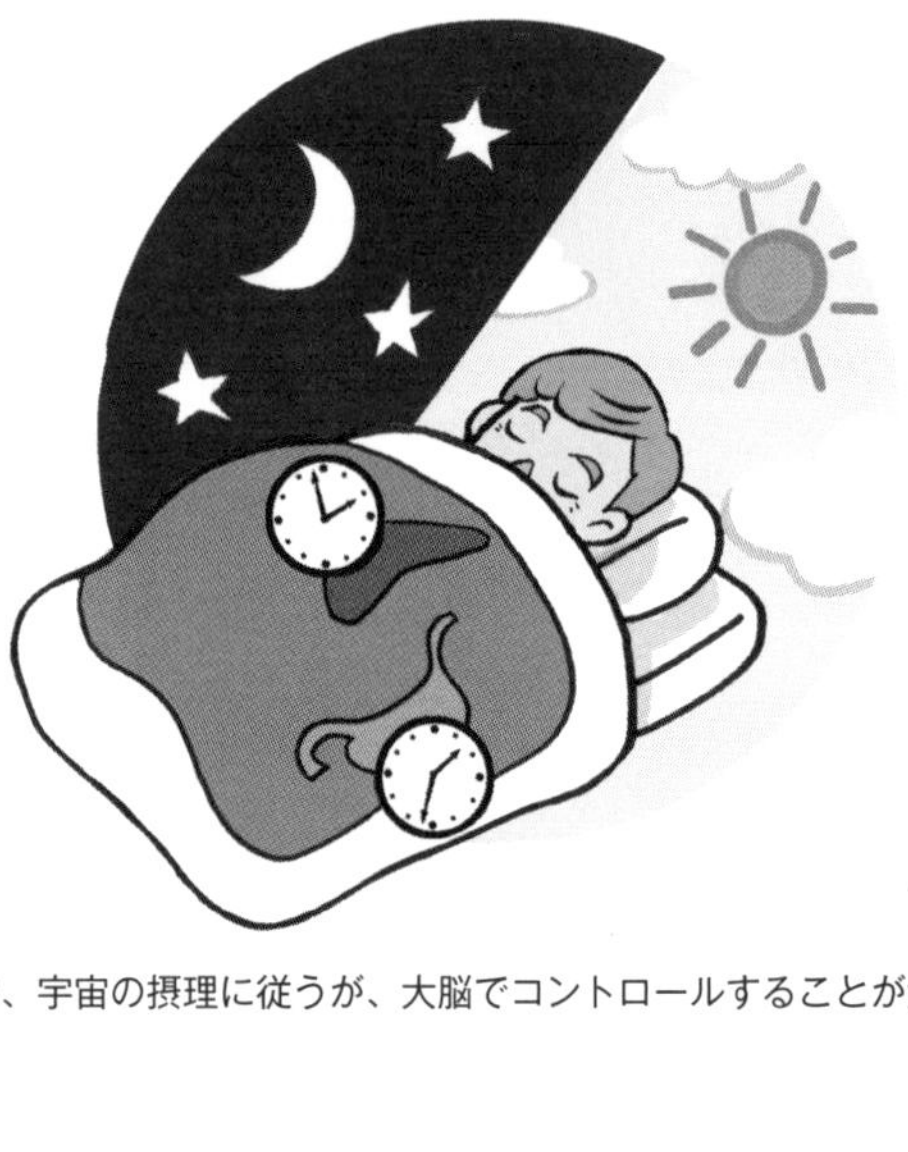

睡眠は、宇宙の摂理に従うが、大脳でコントロールすることが大切。

ぜひ「積極睡眠」を！人生が大きく変わります！

「序章」で、「積極睡眠」をすればまるで奇跡が起こったかのように能力が伸びると述べました。

「積極睡眠」とは、「眠くなったから眠る」という受動的な睡眠ではなく、自分の意志で時間を選び、大脳の力で行う〝積極的な睡眠〟のことで、〝寝ようと思って寝る〟〝起きようと思って起きる〟といった「自分の意志でコントロールする睡眠」のことです。

これは動物にはない、人間だけが持っている高度な機能なのではないかと私は考えています。

「この時間に眠る」と決めて、自分の意志で寝ると、その日一日を客観視できます。たとえば、いま、夜の8時だとすると、あと30分したら、私の思考はガクンと能力が落ちてきます。そうなると、仕事の効率が悪くなります。メールも朝、頭が冴えている時間に出せば、10通ぐらい簡単に返事を書くことができますが、夜の9時になると、その半分の5つをこなすのに、1時間ぐらいかかってしまいます。それなら「早く寝て、朝にメール出そう」と「いかに有効的に時間を選択して行動するか?」という能力が鍛えられていきます。

この「時間の選択」を日々行っていれば、脳の思考系が強化され、生きる意志も強くなってきます。その結果、私の患者さんたちは、「いままで自分で予想もしなかった成功」を手にしているのです。

私が脳の研究をしてわかった真実のひとつが、「人生の成功や幸せは、〝積極寝〟にある」ということなのです。

睡眠は7時間半を基本にして前後30分で調節しよう

昔から「早寝早起き」が推奨されています。

「早寝早起き」は、科学が進んだ現在になって正しいことが証明されました。

ディープスリープ（N３）と呼ばれる深い睡眠中に、私たちの体では脳から老廃物を排除し、血圧を下げ、記憶を定着させるという仕組みが働いています。

ところが、ＰＳＧ（睡眠ポリグラフ）という睡眠の検査を行うと、朝の３時以降にはディープスリープに入ることが困難なことがわかります（早朝、短時間ディープスリープになる）。

ですから、「早寝」をして朝の３時までの間にしっかりと睡眠を取り、できるだけディープスリープの時間を延ばすのが生理学的に正しい睡眠なのです。

睡眠時間は7時間から8時間がお勧めです。

一方で、6時間以下の睡眠や10時間以上の睡眠が健康に良くないという論文もあります。

仕事が忙しかったり、緊急の用事が続いたりして、6時間ぐらいしか眠ることができない日々が続く、ということもあります。このような場合でも、たとえば6時間しか眠れない日も、なんとか頑張って30分延ばし、6時間半眠るようにします。

逆にしばらく睡眠時間が短い日が続き、不足した睡眠時間をリカバリーするために9時間、10時間眠ってしまうと、体内リズムが崩れてしまいます。リカバリー寝をしたいときには、9時間を超えて眠るようなことはしないで、30分のプラスで8時間半眠るという方法が脳のためには良いのです。

このように、最もお勧めの睡眠時間である7時間半を境に、プラスマイナス1時間で睡眠を補正するのが望ましいのです。

横向きの状態で枕を抱いて眠るのがお勧め

「睡眠」について講演会などでお話をしていますと、「ではどんな姿勢で眠るのがいいのですか？」

そんな質問をよく受けます。

70歳以上の方には、私は「横向きの状態で眠る」ことをお勧めします。

うつ伏せで眠ると首が曲がった状態になるので、良くありません。

仰向けで寝ることが良くないのは、「睡眠時無呼吸」になりやすいからです。

いびきをかいている人は、睡眠時無呼吸になっている可能性が非常に高いのです。

睡眠時無呼吸は心臓アタックの頻度が約5倍になり、心臓の不整脈も約5倍起きやすくなります。

その状態を放置すれば、脳出血、脳梗塞の頻度も5倍になります。

新型コロナにかかると肺炎になり、酸素飽和度が96％未満になるということをニュースで観た人も多いと思います。

睡眠時無呼吸になると、その数値よりもさらにひどくなり、酸素飽和度が78％とか、ひどい人になると65％にもなります。

これは、約2分間ほとんど呼吸が停止している状態です。

睡眠時無呼吸になると、この現象が毎日睡眠中、1時間に20～30回起こっているのです。

仰向けでいびきをかいている人を横に向けて寝かせると、いびきをかかなくなることがあります。それは、仰向けで眠ると、筋肉でできている舌が、気道側に落ち込んで、気道を閉管していびきをかくことが多いのですが、横向けに眠れば、この閉塞性睡眠時無呼吸を回避できる可能性が高いのです。

また、睡眠時無呼吸を予防することは、がんの発症率も下げる可能性がありま す。

睡眠時無呼吸だと、酸素が十分、体内に入っておらず、時間によって低酸素刺激から高酸素に変動しています。

無呼吸により酸素飽和度が何回も振幅していると、がん細胞に刺激を与えて大きくしてしまう可能性があるのです。

ですから、睡眠時無呼吸を予防することは、がんの発症率を下げているとも言えるのです。

さらに、枕を抱いて眠るのもお勧めです。

そうすることで、朝まで安定して横向きの態勢を持続できるからです。

昼間を充実して過ごすためには「夜活」が重要

日中に元気がない。うつっぽい。楽しくない。さらには昼間の「眠気」。これらはすべて「夜活」の失敗です。

昼間の活動をしっかりと行うためには「夜活」が重要です。

寝ている時間が人間には非常に大切なのです。
充実した「昼活」のためには、しっかりとした「夜活」が必要です。
「夜活」とは、メラトニンを十分に分泌させることにより、深い睡眠に入り、成長ホルモンを出し、髄液からアルツハイマー型認知症の引き金となるアミロイドβ《ベータ》を排出して、しっかりと脳を休めることです。

「夜活」が十分にできて、初めて「昼活」も成功するのです。
「夜活」が「昼活」のキーワードなのです。

70代、80代、90代でイキイキしている人たちは、みなさん、若い頃からの「夜活」に成功しているのです。
「夜活」を疎かにすると、70代で元気でも、80代、90代になれば必ずツケが回ってきます。

睡眠リズムをつくること――昼と夜の振幅と周波数を正しく刻んでいくこと――は、私たちの脳にも体の健康にも大変に重要なのです。

食事のリズムと三食の目的をよくわかって食べることが必要

次は「食事」についてお話しをします。

「睡眠」のテーマで述べたときに、「すべての臓器にはそれぞれのリズムがある」と説明しました。

人間の「食べる」という行為は、胃や腸など、体内でさまざまな連鎖を行い、取り入れることです。たとえば、いつもは眠っている時間に起きて仕事をしていると、眠気が襲い、本来の能力を発揮できません。

それと同じように、食べる時間が毎日同じでないと、リズムが崩れて臓器が持つ能力を十分に発揮できないのです。

ですから、食事は決まった時間に、適切な時間で、一定の量をとるのが大事なのです。お腹が空いたからではなく、自分の意志で時間を決めて「積極食べ」をしましょう。

次に、朝昼晩の食事の目的についてお話しします。

朝は脳を覚醒させるためです。

昼は日中に使うエネルギーを補充するためで、夜は血圧を下げて休むためです。

私の例を挙げます。

朝はまず、果物を食べます。果物ジュースでもかまいません。果物や果物ジュースは水分を補給しつつ、ビタミンも取り入れることができますので、脳が活性化して、血糖値も上がり、今日一日、頑張ろうというやる気が起きます。

次に、納豆とめざしを食べます。主食はパンでもご飯でもいいのですが、一定量を、しっかりと食べる習慣が大切です。


朝、きちんと食事をとることで、脳は覚醒します。

特に70代以降では、朝9時までにしっかりと頭を覚醒させることが大切です。

もっといえば、8時まで、7時とか、6時だとさらに望ましいのです。

私は8時までに朝食をとるようにしています。


お昼は、野菜をいっぱい食べて、ビタミンや繊維質をしっかりとるのがお勧めです。

ただ、朝食と昼食は時間の間隔が短いので、朝か昼を0・5食にして、たとえば朝を0・5食だとすれば、昼1、夜1で、トータル2・5食でもいいと思います。


夕食で最も大切なのは、6時〜7時の間に食べることです。

食事をとってすぐにはメラトニンが出づらくなります。ですから、夜は早めに食事をして、眠る頃にメラトニンが十分に出るようにすることが望ましいのです。

夜食は良くありません。

メラトニンがある程度の量分泌され始めた9時〜10時に、もう一度食事をとると、再び脳が覚醒して、メラトニンの量が下がってしまいます。

食事の時間は脳の働きに非常に影響を与えるのです。

また胃や腸も、早い時間に食事をとるほうがよく動きます。

私の夕食は、魚と野菜、主食、味噌汁です。炭水化物は少なめにしています。夜は疲れています。炭水化物よりもビタミンをとるほうがはるかに疲れを取ることができるのです。

私の食事に肉が出てこないのは、私は子供の頃、漁師町で育ちましたから、肉があまり好きではないからです。

ほとんどの人に、好き嫌いがあります。

苦手なものを無理にとる必要はありませんが、「私は○○が足りない」と自覚できる人は、それらをサプリメントなどで補う工夫が必要です。

足りないものは補充しないと――たとえばビタミンが少ないと――やる気が出なくなるなど、思わぬところで栄養の偏りがマイナスに働くことがあります。

70代以降の人たちに特に必要なのは鉄分です。

70代以降の人たちには鉄欠乏症（鉄欠乏性貧血）が非常に多いのです。

鉄分が足りないと、造血能力が落ちてきます。

赤血球に付着する酸素が付きにくくなり、疲れやすくなります。

WHOも、低価格で入手できる鉄分のサプリメントのおかげで、多くの病気の予防ができると推奨しています。

食事全体をとおして、特に70代以上の人に伝えたいのは、しっかりと噛むこと、噛むことができるものを食べることです。

しっかり噛むことで、開口筋や咬合筋が鍛えられるだけでなく、顔の表情筋も伸展して、顔の色つやもよくなり、若々しい表情になります。

また、じっくり味わうことで、舌筋が鍛えられます。舌には味覚のセンサーがあり、咀嚼《そしゃく》や発声を手助けする役割があります。夜間に仰向けで寝ている最中に、舌筋が口腔に落ち込んで気道をふさぐことで、閉塞性睡眠時無呼吸が起こります。口を開けて寝ている人のほとんどが、舌筋が陥没した状態になっています。このように、舌筋など口腔機能が低下すると、夜間の無呼吸を引き起こしやすくなります。

ですから、咀嚼する能力は、呼吸機能にも関係することなので、もちろん、塩分が高いものは高血圧に注意してもらいたいのですが、豆類やイカなどをしっかりと噛んで食べることは大切です。


新鮮な野菜や活きの良い魚などを食べることも大切です。

アルツハイマー病の国際学会に行くと、酸化した物質はとるな、と言われます。季節の新鮮な野菜や旬の魚は酸化していないのです。

メラトニンは〝幸せホルモン〟と呼ばれ、日中分泌されて人を活動的にするセロトニンが変化して作られます。

そのセロトニン生成の材料となるのが、体内では作られない必須アミノ酸・トリプトファンです。

トリプトファンは、食べやすいものとしては、魚や肉などのタンパク質やバナナなどに含まれています。

元気な日中と快適な睡眠のためにも、これらの食品はお勧めです。

第６章

苦手な「脳番地」の発見とその克服方法

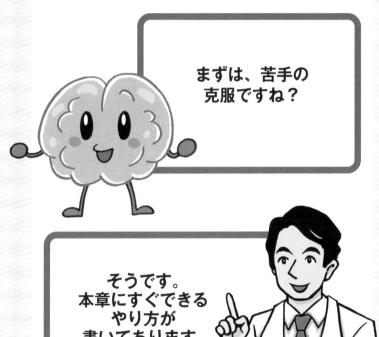

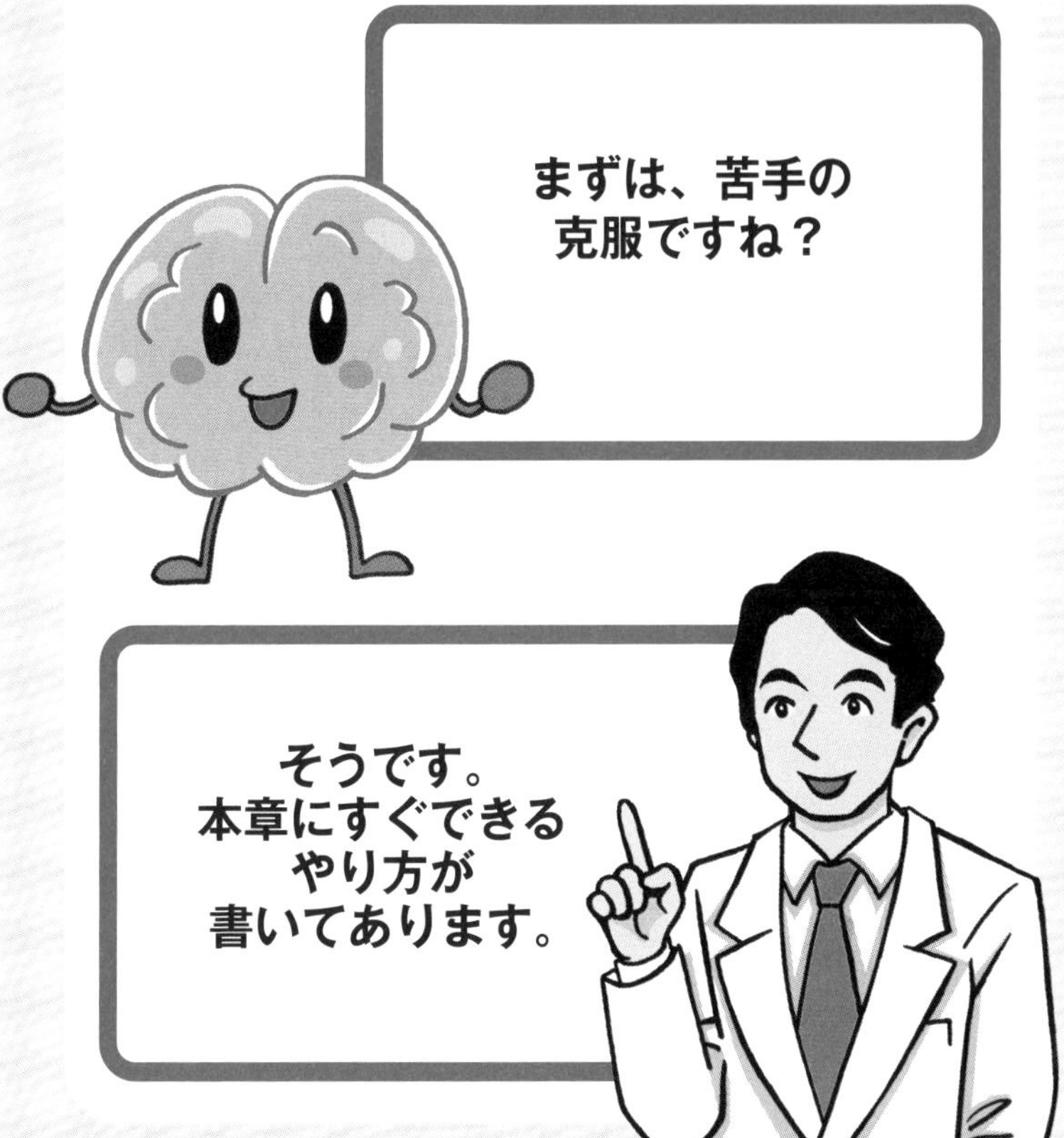

まずは、苦手の克服ですね？
そうです。本章にすぐできるやり方が書いてあります。

これまでの章の実践は基礎的なトレーニング

第5章までを実行すれば、高齢になっても脳がぐんぐん成長する基本的な要素が身につくはずです。

ここでいう「基本的な要素」とは、野球でいえば「バットを振ったり」「ボールを投げたり」することではありません。

基礎的な体力としてグラウンドを走ったり、準備運動として柔軟体操をしたりすることです。

しかしながら、せっかく野球チームに入ったのであれば、いつまでもグラウンドを走っていたり、体操ばかりをしていたりしていないで、バットを振ったり、ボールを投げたりしてみたくなりませんか？

この章からは、素振りをしたり、キャッチボールをしたりする程度の、脳を成長させるトレーニングを始めます。

難しいことは何ひとつありません。

毎日基礎的なトレーニングを積んでいると、代打で出場したときにヒットが打てる実力がいつの間にかついているものなのです。

しかも、そのヒットはたまたま打てたというものではなく、毎日着実に努力したことにより身についた、本物の実力によるものなのです。

「いいなあ、そんな力をつけたいいな」と思った人は、本章でしっかりと学んでください。

まずお勧めしたいのは苦手な脳番地の発見

「序章」にも書きましたが、最初に行うのは苦手な「脳番地」の発見と克服です。「得意」を伸ばすのも大切ですが、脳は1カ所だけで働くものではありません。たとえば「記憶」であれば、出来事記憶を「海馬」だけで記憶するという仕組みではないのです。

思考をする際に、「それでは海馬も協力して記憶してあげようか」と「思考系脳番地」と「記憶系脳番地」が同時に働いたり、何かを見て面白かったときに、「そんなに面白かったの？　じゃあ、覚えておこう」と「感情系脳番地」と「記憶系脳番地」が一緒に動いて記憶力を強くしたり、異なる脳番地がともに働いてひとつの機能を作り出しているのです。

だからこそ、万遍なくさまざまな脳番地を成長させることにより、脳の機能は全体として高まる仕組みになっています。

ですから、脳の機能を高める一番効率的な方法は、苦手な脳番地の発見とその克服なのです。

まずは、①「視覚系脳番地」②「聴覚系脳番地」③「理解系脳番地」④「伝達系脳番地」⑤「記憶系脳番地」⑥「思考系脳番地」⑦「感情系脳番地」⑧「運動系脳番地」の順に、脳

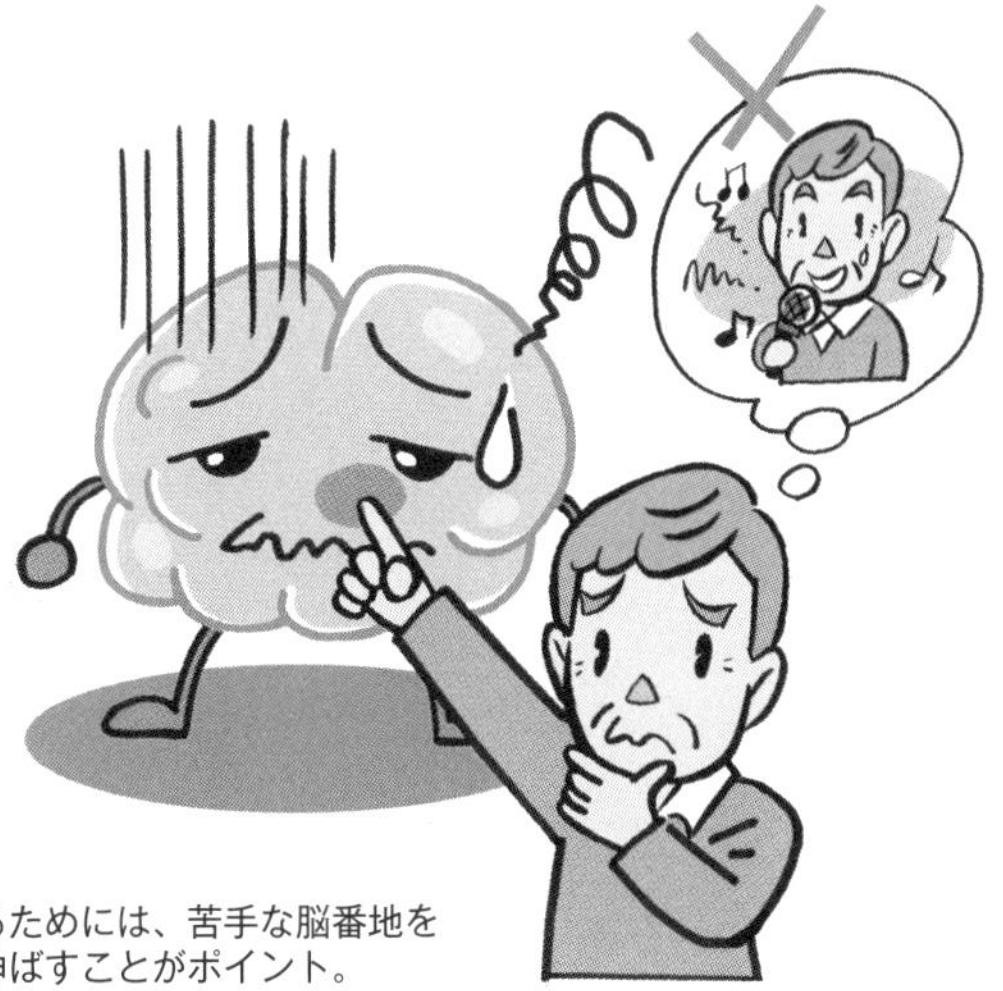

脳の機能を高めるためには、苦手な脳番地を見付け、そこを伸ばすことがポイント。

番地ごとに4つの質問をします。
当てはまるものが2つ以上あった場合、あなたのその脳番地は平均以下だと考えてください。

その後にその脳番地が弱いというのはどういうことなのかと、克服のために日常的に行える簡単なトレーニング方法を記載しますので、ぜひ生活に取り入れてみてください。

「視覚系脳番地」が弱い人は意図したものを見る訓練をする

①「視覚系脳番地」

まずは①「視覚系脳番地」です。

このテストの前に後頭部を手で触《ふ》れてみてください。

「視覚系脳番地」はこの部分にあり、両目のすぐ後ろから伸びる視神経とつながっています。

第1章で述べましたように、左脳の①「視覚系脳番地」は主に言語を取り扱い、文字を読む働きをしています。一方、右脳の脳番地は、画像や映像を見る際に使われる非言語系の脳番地です。

また「視覚系脳番地」にはⒶ「対象を見る」番地、Ⓑ「動きをとらえる」番地、

Ⓒ「目利きする」番地の3つがあります。

Ⓐ「対象を見る」とⒷ「動きをとらえる」はすぐに誰にでもできますが、Ⓒ「目利きする」ができるようになるまでには時間がかかります。

早速テストをしてみましょう。

1「美的センスがない」
2「道に迷いやすい」
3「人混みでは人にぶつかってしまう」
4「空や月をふだんあまり見ていない」

いかがでしょうか？

①「視覚系脳番地」が弱い人は、ふだんの生活で「見ることに注意がいかず」「しっかりと対象を見ていない」のです。

このような状態では、細かいところも見ていませんし、全体も見ることができません。

特に、パソコンやスマホなどの小さな画面は見ることができても、広い視野になると対象を見ることができない人が多いのです。

１「美的センスがない」

という方は、ふだんから他人の服装をよく見ていないので、自分で服を選ぶ際にも、ズボンと上着のコントラストが不釣り合いであるとか、そういう着眼点で見ることができないのです。

そういう人は、自分だけでなく、奥さんが髪型を変えたり、友人がネクタイを新調したりしても気がつきません。

２「道に迷いやすい」

も、しっかりと街の風景を見ていないからです。

実際、道に迷う人が永久にその場所にたどり着けないということはありません。

たとえば、いつもは誰かと一緒に行っていた目的地に自分一人で行かなければいけない立場になったとき、その準備段階でしっかりと印となる目標物を覚えるようにしていれば、迷いやすい人でも着けるようになるわけです。

しかし、①「視覚系脳番地」が弱いため、そういった状況に立たされるまでは、周りの風景をぼんやりとしか見ていないのです。

3「人混みでは人にぶつかってしまう」

のも、見ることへの注意が散漫になっているのです。

ちゃんとほかの人の動きを見て歩いていれば、他人にぶつかることはありません。

4「空や月をふだんあまり見ていない」

は先にも述べましたように、ほとんどの人は小さい画面や狭い場所であればしっかりと見ることができます。

しかしながら、広い視野になると注意が散漫になってしまうのです。

その原因は、常日頃から、広い視野で対象を見ていないことにあるのです。

「困った。私は2つダメだった。①『視覚系脳番地』を鍛えたいな」

という方は、日常から対象をしっかりと見るトレーニングを行う必要があります。

たとえば①「視覚系脳番地」が弱い人でも、新しい腕時計を買うことになれば、電車の中でもほかの人がしている腕時計に注意が向き、意識して見るようになります。

つまり、意図したものを見ようとすれば①「視覚系脳番地」を十分に働かせることができるのですから、ふだんからそれがしっかりと機能するようにトレーニングをすればいいのです。

そのためには、たとえば散歩するときに、今日は喫茶店の看板をじっくり見ながら歩こうとか、電柱に貼ってある広告を見て歩こうとか、いろいろと注意点を変え、自分が決めたものをしっかりと見るトレーニングを行うことです。

そうすれば、①「視覚系脳番地」を強化することができるようになります。

最初は「決めたもの」だけを注意して見るだけですが、それを続けることにより、日常的にあらゆるものを見ることができるようになります。


またお孫さんがいらっしゃる方は、一緒にオセロゲームをやって、お孫さんが負けそうになったら、今度は白と黒のコマを反対にして、あなたがお孫さんの側に立ってゲームを続けるのはお勧めです。

状況がまったく変わりますので、あらためてオセロの盤面をじっくりと見直して深く考えることになります。⑥「思考系脳番地」も同時に働かせますので、①「視覚系脳番地」の強化にはもってこいです。

私は子供が小さい頃に実際にやってみて、自分で脳の検査をしてみましたが、確かにこれを行うようになってから①「視覚系脳番地」が大きく成長しました。

遠くにいる人の声を耳を澄ませて聞いてトレーニング

②「聴覚系脳番地」

次は私が力を入れて著書をたくさん出版しています、脳の聞く力を司る②「聴覚系脳番地」です。

②「聴覚系脳番地」は、主に「言語を聞く」ときに使用される左脳の脳番地と、右脳にある「周囲の音に注意を払う」際に使われる脳番地に分かれます。

言語を聞き取る脳番地が成長し始めるのは、生後数カ月経ってからです。生まれて間もない頃は、母親の声をまだ「言語」とは認識していません。

しかしながら母親がずっと話しかけているうちに、②「聴覚系脳番地」が成長し、左脳部分に存在する言語系の②「聴覚系脳番地」が発達します。

実はこれこそが、私が提唱している「脳番地トレーニング」の原点なのです。

繰り返しますが、生まれたばかりの赤ん坊は、母親の「言葉」を認識できません。それでも母親が声をかけ続け、なおかつ赤ん坊もおそらくは「母親の言葉を理解したい」と強く思っています。

その結果、「潜在能力細胞」が成長し、ほかの細胞とネットワークをつくりながら発達し、赤ん坊は言葉を理解できるようになるのです。

ではテストです。

1「話を聞くのが苦手」

2「聞いたことを忘れる」

3「長話を聞いていられない」
4「音読が苦手」

②「聴覚系脳番地」が弱点の人は、言葉どおり脳の「聞く力」が弱いということです。

こういったタイプの人は、聞いた内容を忘れやすいだけでなく、他人の話をずっと聞いていることができなくて、我慢できずに自分が話し始め、相手の言葉を遮《さえぎ》ってしまったりします。

音楽を聴くのも苦手ですし、音読をしても、自分の声を聞いていないので、声の調子が一本調子になってしまいます。

他人の声も、自分の声も、しっかりと聞くことができないのです

②「聴覚系脳番地」が発達していない人が行うべき対策として、ひとつは、カフェなどで**遠くのテーブルにいる人たちの会話を「耳を澄ませて聞く」**ことです。

人間の聴覚には、音を選ぶ習性と選択性があります。

騒がしい場所にいても、友達に声をかけられると気がつくようにできているのです。

この「遠くのテーブルにいる人たちの会話に耳を澄ませて聞く」というトレーニングを行うと、②「聴覚系脳番地」がぐんぐん成長します。

もうひとつは、**ラジオを聴く**ことがお勧めです。

ラジオは音声だけですから、すべてを脳でイメージします。

耳だけが頼りとなる、不自由な状態です。

その中で、さまざまなイメージを膨らませて聴いているのです。

私が研究した時には、ラジオで他人の声を聞いている間、人は流れてくる音声に対して右脳をフル回転させていました。

映像がない不自由な状態ですので、右脳を十分に働かせないと、理解ができないからです。

別の研究では、大学生8人に協力してもらい、ラジオの右脳への効果をテストしたこともあります。

東大生4人、一般大学生4人を集めて一日2時間、30日間ラジオを聞いてもらい、テストを始める前とあとでMRIをとって比較すると、全員右脳の側頭葉の脳番地が成長していました。

ラジオを聴《き》きながら眠るのも効果的です。眠るときにはすでに眼を閉じた状態ですから、①「視覚系脳番地」は働きません。眠る間際に感覚器官として中心的に使うのは耳、つまり、②「聴覚系脳番地」です。

このような状態で音を聴《き》くと、②「聴覚系脳番地」が非常に鍛えられるのです。

電車の中で見た人の心理を推測してみる

③「理解系脳番地」

次は③「理解系脳番地」のテストです。

③「理解系脳番地」は、目や耳を通じて得た情報を理解する際に働く脳番地です。言われた内容をそのまま理解したり、本音を推測したりと、この脳番地を発達させれば、広く深く物事を理解できるようになり、人間としての幅も広がります。

あなたの③「理解系脳番地」の力を見るために、次のテストを行ってみてください。

１「アイデアが浮かばない」
２「言葉の裏を読み取るのが苦手」
３「アートなどの意図をくみ取れない」
４「注意力がない」

③「理解系脳番地」では、文字情報を理解する左脳部分と視覚情報やイメージを理解する右脳の両方が同時に働きます。

たとえば１「アイデアが浮かばない」というのは、見たり聞いたりして情報をインプットするだけでなく、インプットされたものを組み合わせて理解することができないということなのです。

要するに、脳に入ってくる情報を再構成したり、分析したりして、その全体像を掴んだり、深く読み取る力が弱いのです。

２「言葉の裏を読み取るのが苦手」というような方も、言葉自体は音声や言語で入ってきますが、その裏に何が隠されているのかを、これまでの経験から分析したり、推察したりすることができないのです。

3「アートなどの意図をくみ取れない」も同じです。眼で絵そのものを見てはいるのですが、その絵がどんな意味を持って描かれたのか、どういった内容を伝えようとしているのかが読みとれないのです。

③「理解系脳番地」が弱い人は、想像力や思考力が働きにくい人が多いのですが、その問題の多くは、4「注意力がない」ことにあります。

「注意力」を司る③「理解系脳番地」は頭頂部にあり、頭の上から見下ろす形で、さまざまなものに注意を払う働きをしています。

ですから、③「理解系脳番地」が壊れると注意力が大きく下がりますし、弱るだけでも散漫になります。

③「理解系脳番地」が弱点の方の克服方法として、私がお勧めしているのは、**電車の中で見た人の心理を推測する**ということです。

ふだん、本を読んだり他人の話を聞いたりして物事を理解する場合は情報量がかなり多い状態です。

ところが電車の中で見た知らない人がどういった人間なのかは、情報量がほとんどありません。

たとえば、夕方なのに電車で座ったまま眠っている人がいるとします。

その人の服装や年齢から、どうしてこの人はいま眠っているのかを考えます。

また日本経済新聞を読んでいる若い女性がいれば、なぜ彼女は日経を読んでいるのかを考えます。

この人の仕事は何なのか。結婚しているのか。独身なら彼氏はいるのか。

不審者と思われない程度に人を観察して、わずかな情報からその人なりを推測するのは、③「理解系脳番地」を鍛えるのに非常に効果的です。

映画『羅生門』など、黒澤明監督の名作の脚本を書いたシナリオライター・橋本忍氏は、修行時代、電車の中でいろいろな人の服装や仕草のメモを１００人弱取り、シナリオのキャラクター設定に役立てたそうです。

橋本氏は１００歳で亡くなり、亡くなる寸前まで歴史小説を書かれていました。

メモを取ることはなくなっても、橋本氏の人間観察は生涯続いていたそうです。

その作業は、彼の脳が高齢になってもぐんぐん成長するために、大いに役に立っていたと推測できます。


またファッションも理解力が必要なのです。

「おしゃれな人の服装を真似てみる」ことも、③「理解系脳番地」を成長させるのに大いに効果的です。


ファッションにはパターンがありますので、どういった服装がカッコいいのか、髪型も含め、何が今風なのか、雑誌やネットで気に入ったものを見つけたら、それと同じようにやってみます。またセンスのある人のファッションを真似てみます。自分でやってみると、見本にしたファッションの注意している部分がいろいろとわかってきて、センスも磨かれていきます。

そういったことを自分で理解し身につけていくと、③「理解系脳番地」が育っていくのです。

買い物をする際に店員に話しかけてみる

④「伝達系脳番地」

人間関係で最も重要なのが④「伝達系脳番地」です。

言葉や身振り手振り、手紙を書く、メールを送るなど、誰かに何かを伝えたいときに使うあらゆる行為を担当しているのがこの脳番地です。

これまでの脳番地と同様、言語系の伝達には左脳の④「伝達系脳番地」が使われ、図形や映像など非言語系の場合は右脳の④「伝達系脳番地」が使用されます。

アウトプット系である④「伝達系脳番地」は前頭葉にあり、左右のこめかみの真下に位置しています。その後方には①「視覚系脳番地」と②「聴覚系脳番地」、

③「理解系脳番地」があります。

人は①「視覚系脳番地」と②「聴覚系脳番地」を使って情報をインプットし、それらを③「理解系脳番地」の働きで理解して、その結果が④「伝達系脳番地」に送られて、相手に伝えるのです。

早速テストをしてみましょう。

1「人付き合いが苦手」
2「自分の考え、思いを伝えられない」
3「会話を続けるのが苦手」
4「作文が苦手」

④「伝達系脳番地」は、文章を書く能力、会話を生み出す能力、即興的にスピーチができる能力、プレゼンができる能力、ジェスチャーで他人に言いたいことを伝える能力を発揮する部分です。

１「人付き合いが苦手」な人は、苦手意識から人付き合いを避けるようになるので、④「伝達系脳番地」が育っていきません。

２「自分の考え、思いを伝えられない」人も、トレーニングをしないと伝える行為を諦めるようになるので、歳をとればとるほど、より苦手になっていきます。

３「会話を続けるのが苦手」な人や話したことが誤解されやすい人も、④「伝達系脳番地」が弱いのです。

４「作文が苦手」な人も同じです。「作文が書けない」「日記を書くことができない」という人は意外とたくさんいるのですが、すべて④「伝達系脳番地」が弱い人たちだと考えられます。

「自分はここが弱点だな」と、思われた方も多いはずです。

④「伝達系脳番地」は簡単にいうと、「相手にメッセージを伝える」働きをします。

そのためのトレーニングとしては、旦那さんや奥さんでもいいし、会社の同僚や上司でも、友達でもかまいませんので、この人に喜んでもらうためにはどうすればいいのかを考えて実行することです。

また退職したり、夫や妻に先立たれたりして一人暮らしになると、コミュニケーションの機会が減り、④「伝達系脳番地」がみるみる衰えてきます。

このような方は、**隣近所の人に挨拶をしたり、買い物に行ったときには店員さんと話したりする**こともお勧めです。

簡単なことでいいのです。

お釣りをもらったときに「ありがとう」と言ったり、あるいは書店で本を選ぶ際に、店員さんにお勧めの本を選んでもらったり、スーパーで店員さんに料理の仕方を聞いてみたりしてみてください。

美容院でもマッサージ店でもどんなお店でもかまいません。

何回もお話をして、親しくなれば、話もより盛り上がるようになります。

知り合いに向けて、**仕事以外の文章やメールを書いてみる**のもお勧めですね。

若い頃に、ラブレターを一生懸命に書いたけれども、フラれるのが怖くて結局出さなかった経験はありませんか。

それと同じで、この文章やメールも、必ずしも送らなくてもいいのです。

「知り合いに思いを込めて文章を書いた」ことを積み重ねていけば、あなたの④「伝達系脳番地」はしだいに成長していくでしょう。

寝る前に、今日行ったことを順に3つ思い出す

⑤「記憶系脳番地」

⑤「記憶系脳番地」は、50歳以降、衰えたのでは？　と気になってくる部分です。

第1章で説明したように、脳の中心部には記憶の蓄積に深く関係する「海馬」という器官があり、この「海馬」の周囲に位置しているのが⑤「記憶系脳番地」です。

動物が敵に殺されそうになったときに、その相手の顔を覚えていることは、生きていくうえで絶対に必要なことです。

忘れてしまうと、次にその相手に会ったときに殺されてしまう可能性があるか

らです。

つまり「恐怖」と「記憶」が強く結びついていることは、人間が動物であった時代から必須のことでした。

このように、⑤「記憶系脳番地」と⑦「感情系脳番地」は深い結び付きがあります。

また理解していたり、深く考えたりすれば、よく記憶できることからわかるように、③「理解系脳番地」や⑥「思考系脳番地」とリンクすると、⑤「記憶系脳番地」は大きく成長します。

現在のあなたの⑤「記憶系脳番地」の状態を調べるために、まずはテストをしてみましょう。

１「忘れっぽい」

２「締め切りを守れない」

３「遅刻する」

4「モノを捨てられない」

記憶には「言語記憶」と「イメージ記憶」があります。

⑤「記憶系脳番地」が弱くなってくると、その片方、あるいは両方が思い出せなくなります。

1「忘れっぽい」に関しては、「昨日、何を食べたのか?」「4日前、何時に寝たのか?」に答えてみてください。

この質問を聞いて思い出せない人は、すでに危険な兆候が現れています。

答えられない方は、過去を振り返る作業を日常的に行っていないタイプです。

要するに、振り返る習慣がない人は記憶力が悪くなるのです。

また、2「締め切りを守れない」や3「遅刻する」、あるいはテストのための準備がきちんとできなくて、テストに弱いという人は、⑤「記憶系脳番地」が衰えています。

「締め切りを守る」「時間に間に合う」「テストのための勉強ができる」というのは、期限があり、それに備えて準備をすることができる――つまり、未来に起こることを記憶していて、それに対して準備ができるということなのです。

アルツハイマー型認知症の兆候が出始めると、テストのための勉強などはできません。

先にこういうことがあるからと覚えていて、それに向けて準備をすることができないのです。

また4「モノを捨てられない」というのは、記憶力が衰えてくると、モノを捨てると記憶そのものがなくなっていく感じがするので、無意識のうちにできなくなっているのです。

たとえば、記憶力が正常な人でも、想い出の詰まった写真アルバムは捨てるのに躊躇《ちゅうちょ》します。

これは頭の中に「記憶を捨てる」というイメージがあるからです。

記憶力が衰えてくると、要らないモノを捨てることができなくなり、必要に応じて取り出したモノを元に戻すことを忘れて、整理整頓ができなくなり、溜め込むようになります。

先ほどの「昨日、何を食べたのか？」「4日前、何時に寝たのか？」に答えることができなかった人の中には、「仕事が忙しいのだから、そんな些細《ささい》なことは覚えていられないよ」と反論される方もいると思います。

しかし、仕事がいくら忙しくても、意識して過去の出来事を記憶していくようにしないと、記憶していない状態が積み重なり、それによって記憶力が低下し、認知症につながります。

記憶力も能力ですから、歩くのと同じで、トレーニングをしていないと衰えてしまうのです。

⑤「記憶系脳番地」が弱点である人への対策で最も簡単にできることは、「寝る前に今日行ったことを順番に3つ思い出す」ということです。

記憶は海馬が担当し、時系列にしたがって出来事を覚えていきます。

「今日は朝散歩をして、銀行のATMでお金を下ろし、そのお金で○○という本を買った」

毎日、たったこれだけのことを寝る前に思い出すだけでも、⑤「記憶系脳番地」を鍛えることができます。

もっと鍛えたい人は、昨日よりも一昨日、一昨日よりも一昨々日を思い出すと効果的です。

また**「メモを取るようにする」**ことも大変に有効です。

メモは手を動かしますから、運動をコントロールする⑧「運動系脳番地」も刺激しますし、自分のメモを見ることにより、①「視覚系脳番地」も同時に働かせることになるのです。

「ノー残業デイ」と「10分間の昼寝」で、体の故障を治す

⑥「思考系脳番地」

⑥「思考系脳番地」は、頭の前のほうにある前頭葉に、左脳、右脳にまたがって存在します。

前頭葉は、人間の最も人間らしい働きを担当する部分で、思考や意欲、想像力など、高度な機能を司っています。

⑥「思考系脳番地」の左脳にある番地は、具体的で明確な答えを出すために働き、右脳にある番地は、何かに対する意思や思い、感想など、明確な答えが出しにくい場合に使われます。

ですから、右脳が強く働く人は、やる気はあっても思考内容があいまいで優柔不断なタイプになり、逆に左脳ばかりを使う人は、物事を自分の物差しで測ることが多く、頑固な人になります。

ではテストです。

1「決断力がない」
2「自制心がない」
3「リーダーの経験が少ない」
4「マルチタスクが苦手」

⑥「思考系脳番地」が弱ると、2つのものを比較できなくなります。どちらに決めるべきか、その判断ができなくなり、優柔不断になります。

断ることと、受け入れることを天秤にかけることができないので、決断できなくなるのです。

その結果が1「決断力がない」ということになります。

2「自制心がない」も同じです。行うか行わないか、ブレーキをかける必要性があるのかアクセルを踏むのかが、自分で判断できないので、自制心がなくなるわけです。

3「リーダーの経験が少ない」方は、物事を決められないタイプなので、リーダーには選ばれなかったのです。

リーダーは、多くの仲間たちの状況を把握して、なおかつ、仲間たちの意見を聞きながら、次の行動を決めなければいけません。

逆に、自分から進んでリーダーを務め、努力すれば、⑥「思考系脳番地」はぐんぐん育ちます。

4「マルチタスクが苦手」は、⑥「思考系脳番地」が弱点の人は、ひとつのことで頭がいっぱいになり、同時にほかのことができなくなってしまうのです。

マルチタスクとは、複数の作業を切り替えながら同時進行する能力です。

「思考」と聞くと、「考えること」と思いがちですが、実は「思考」において「考えること」は4割ぐらいで、残りは「切り替え」です。

一つのことに集中していると、同じ脳番地の血流のみが上がったままの状態になり、ほかの脳番地が働かず、「思考」はストップしてしまいます。

そんなときに効果を発揮するのが「切り替え」なのです。

マルチタスクが得意な人とは、実は頭の切り替えが上手な人のことなのです。


では、⑥「思考系脳番地」が弱点の人は、どのようなトレーニングをすればいいのでしょうか？

たとえば、お仕事をされている人で、年中残業をしている人であれば、**週に一回「ノー残業デイ」を作る**のがお勧めです。「ノー残業デイ」には仕事を手際よく行い、いつもよりも早く終わらせる必要があります。

先にも述べましたように、⑥「思考系脳番地」は左脳と右脳にまたがって存在します。さまざまな思考をめぐらしながら仕事をしている間は、⑥「思考系番地」の右脳側が働いていますが、週に一回の「ノー残業デイ」ではその思考に左脳が働きかけ、アウトプットを早くするという普段使っている回路とは別の方法で脳が働きます。

右脳であれこれと深く考えることも重要ですが、左脳を使い、手短に仕事を終わらせることも必要な能力なのです。

「優柔不断な人間」にも「頑固な人間」にもならないために、⑥「思考系脳番地」の左脳と右脳を効率よく連携させるため、いつもと異なる曜日を作り、頭を切り替える「ノー残業デイ」をぜひ採用してみてください。

この「ノー残業デイ」はお仕事をされている方だけの方法ではありません。

定年後、お家でされている作業などでも、週に一日だけ短時間で終わらせ、余った時間は別のことをする——このように頭の「切り替え」を行う習慣をつければあなたの脳は大きく活性化されます。

その「切り替え」に役立つのが「10分間の昼寝」です。

10分昼寝をすると、午前中にフル回転した⑥「思考系脳番地」をいったんリセットさせ、午後から思考を切り替えて仕事に取り組むことができます。昼寝が難しい人は、散歩やトイレに長めに座ることでもかまいません。

要するに、ずっと⑥「思考系脳番地」を使い続けていると、その番地ばかりに血流が集中し、作業効率が落ちてしまうため、一度休めて、「思考を切り替える」ことが必要なのです。

ところで、歯が痛かったり、肩が凝ったりして、それが気になって日常生活に影響することはありませんか？

実は体に痛みがあったり、腰や足の筋肉がパンパンに張っていたりするときは、⑥「思考系脳番地」はその痛みや故障を感じることに無意識のうちに使われています。

要するに、なぜ足が張っていることに気づくのかといえば、脳にそのことが刺激となって伝わっているからなのです。

⑥「思考系脳番地」には「超前頭野」という部分があり、複数のことを同時に行う場合、「超前頭野」に情報が統合されます。足の張りが「超前頭野」に強い刺激となって伝わっていると、「超前頭野」はその部分に意識を集中させるようになり、ほかのことには注意を払えなくなるのです。「痛み」や「不快感」が⑥「思考系脳番地」を占領して、ほかのことに使えなくなっているのです。

常に「最高の状態で生活する」ためには、足ツボマッサージをしたり、ストレッチで体を柔らかくしたりして体の凝りがない状態にしておくことも大切です。

もしも、**体に気になる部分があれば早めに治しておく**べきです。

体の故障に⑥「思考系脳番地」を使うことほど、無駄なことはありません。体のリフレッシュは、⑥「思考系脳番地」のリフレッシュでもあるのです。

コメンテーターの意見とは逆の視点から考える

次は⑥「思考系脳番地」を鍛えるための「思考トレーニング」に関して述べます。

一番お勧めなのは、テレビなどで話すコメンテーターの意見とは逆の視点から考える癖をつけることです。

もちろん、あなたとコメンテーターの意見が一致している場合もあるでしょう。しかしそうであったとしても、あえて反対の意見を考えてみるのです。あなたの意見が絶対ではありません。

たとえば現在取り組んでいる仕事が成功するとあなたは考えていても、失敗することもあります。

成功した時の場合だけでなく、仮に失敗したときの対策を考えるのはリスクコントロールとして必要不可欠です。

自分の考えとは異なっていても反対の意見を考えることで、物事に対する見方が複眼的になり、視野が広がります。

さらに複数の意見を自分の頭の中で戦わせることで、⑥「思考系脳番地」が大変に活性化されるのです。

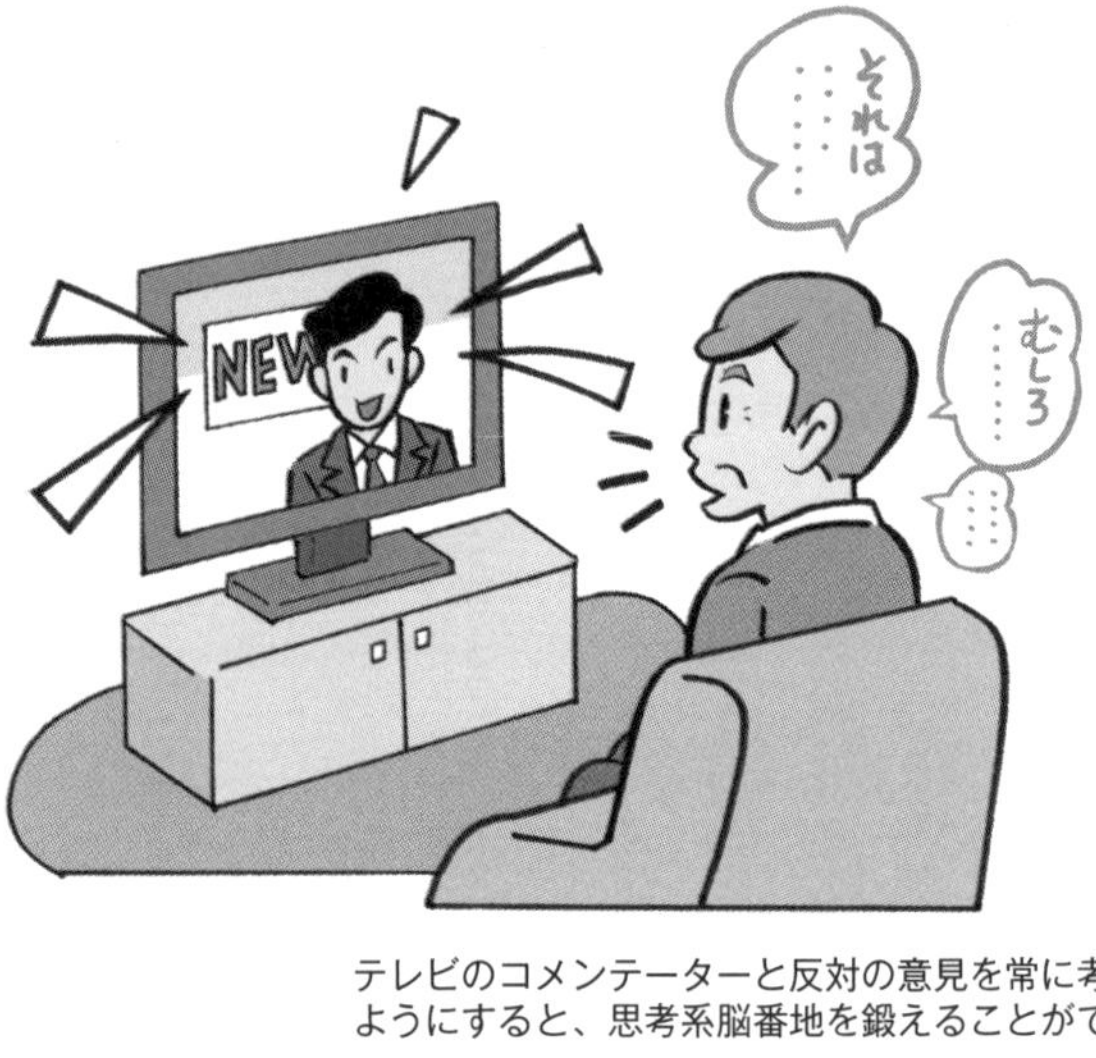

テレビのコメンテーターと反対の意見を常に考えるようにすると、思考系脳番地を鍛えることができる。

習慣的に行っていた行為を一度やめてみる

⑦「感情系脳番地」

⑦「感情系脳番地」は生きている間、ずっと成長し続け、老化が遅い部分です。脳の奥深くに存在し、⑤「記憶系脳番地」や⑥「思考系脳番地」と連携して働きます。

たとえば⑦「感情系脳番地」で「怒り」が発生しても、⑥「思考系脳番地」がその「怒り」を熟考し、抑える働きをします。

また「嬉しかったこと」や「悲しかったこと」は、忘れようと思ってもいつまでも記憶に残っています。⑦「感情系脳番地」が⑤「記憶系脳番地」の動きを助けているのです。⑤「記憶系脳番地」は⑦「感情系脳番地」と連携して動くことにより、その働きが強められるのです。

それではテストを行ってみましょう。

1「人に流されやすい」
2「相手の気持ちが読み取れない」
3「自分の感情表現が苦手」
4「喜怒哀楽や表情が乏しい」

若い頃は箸《はし》が転んでも笑っていましたが、歳をとると、笑うことや感動することがあまりなくなったということはありませんか?

歳をとって⑦「感情系脳番地」が衰えてくると、自分の気持ちや感情がわからなくなります。

自分の気持ちがわからないと、他人に同調しやすくなり、1「人に流されやすい」状態になります。

また⑦「感情系脳番地」には「自分の気持ちを受け取る」だけでなく、「相手の気持ちを受け取る」という働きもあります。

この働きが鈍ってくると、相手の気持ちを理解したり、他人に共感したりすることが困難になってきます。

その結果、2「相手の気持ちが読み取れない」となったり、「自分の気持ち」も「相手の気持ち」もわからないので、3「自分の感情表現が苦手」になったりします。「自分の気持ち」も「他人の気持ち」も理解できないのですから、当然、4「喜怒哀楽や表情が乏しい」となってきます。

⑦「感情系脳番地」を鍛える一番の方法は、感情を動かさずに「慣れ」で行っている行為を一度やめて、自分の感情を揺さぶってみることです。

たとえば「朝はこのコーヒーを飲むことになっている」という習慣を10日間やめてみましょう。

その後に再び、そのコーヒーを飲んでみましょう。

すると、「やはり、このコーヒーは美味しい。続けて飲もう」とか、あるいは、「習慣で飲んでいたけれども、このコーヒーはあんまり美味しくなかった」など、「美味しい」という感情を持たずに、「惰性」で行動していたのか、「本当に自分がこの行動を好きで行っていたのか」が、はっきりとわかります。

ずっと通っていた美容室を変えてみたり、昔からしていた髪型を変えてみたり、いままで行ったことがなかったスーパーで買い物をするのもお勧めです。

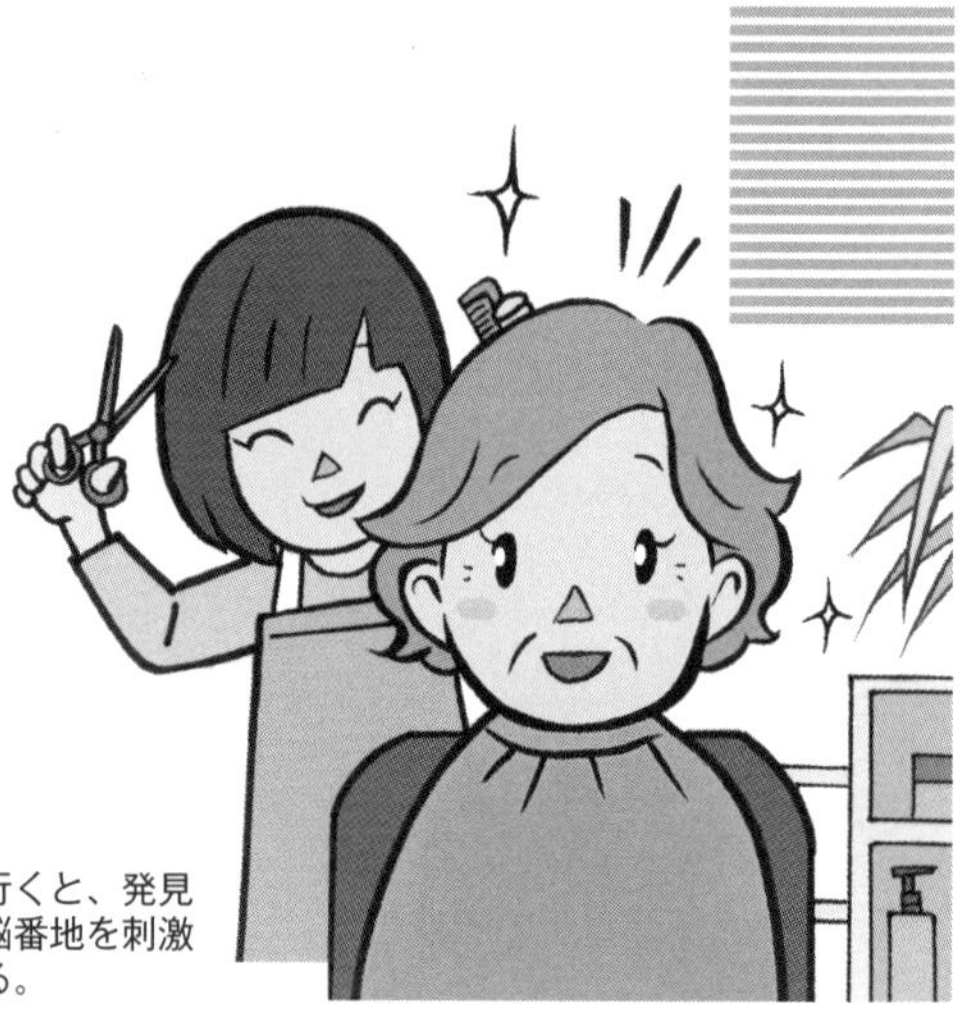

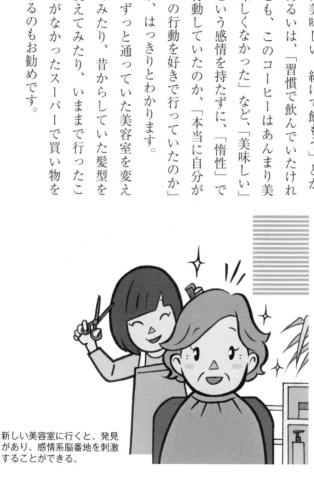

新しい美容室に行くと、発見があり、感情系脳番地を刺激することができる。

一度やめて、これまで自分が習慣的に行っていた行為が「本当に好きで行っていたのかどうか」を自身に問いただしてみることです。

新しい美容室に行って失敗すると、「やはり、前の美容室は良かった」と再確認できますし、逆に新しい美容室が気に入った場合は「こっちのセンスのほうがいい」と新たな感動を得ることができます。

要するに、さまざまな習慣化している行動を一度変えてみると、次に同じ行動をとる場合でも、「やはり、これは正解だった」と感情を新たに動かしながら日常を過ごすことができるのです。

「運動系脳番地」は脳の基盤となる番地

⑧「運動系脳番地」

脳番地の中で、生後すでに成長を始めているのが⑧「運動系脳番地」です。

脳番地は、最初に⑧「運動系脳番地」と、この⑧「運動系脳番地」に接する⑦「感情系脳番地」の一部が発達し、続いて①「視覚系脳番地」②「聴覚系脳番地」と③「理解系脳番地」や⑤「記憶系脳番地」が成長します。その後、⑥「思考系脳番地」と⑦「感情系脳番地」が発達していきます。

ですから、⑧「運動系脳番地」は脳の基盤となる番地で、この脳番地はほかの脳番地にさまざまな影響を与えます。

たとえば、⑧「運動系脳番地」による歩く行為は、見る景色が変わりますから①「視覚系脳番地」を刺激します。

また④「伝達系脳番地」に必須の「話す」行為は口を動かしますから、これも⑧「運動系脳番地」の守備範囲です。

スポーツをするには対戦相手やボールなどの動きを見る必要があるので、こちらも①「視覚系脳番地」との連携が必要ですし、監督の指示を聞くためには②「聴覚系脳番地」と連携することが重要です。

⑧「運動系脳番地」は、あらゆる脳番地の基盤となりますから、脳番地を総合的に成長させるためには、最初に⑧「運動系脳番地」のトレーニングを行うことをお勧めします。

それではテストをしてみましょう。

1「行動に移すのが苦手」
2「動きが遅い」
3「一日のうち、座っている時間が長い」
4「テキパキできない」

⑧「運動系脳番地」が衰えている人は、何か一緒に作業をしてみればすぐにわかります。

何事も面倒臭がったり、テキパキできなかったり、あるいは何かにつけてブツブツ不満を口にしたりします。

⑧「運動系脳番地」が十分に発達していてすぐに動くことができる人は、ブツブツ不満を口にしている暇もないのです。

逆に物事に対する処理能力が低い人は、どうしてもブツブツ言いたくなります。

すぐに動ける人は⑧「運動系脳番地」が使えるのですが、動けない人は使うことができないので、他の脳番地、つまり④「伝達系脳番地」を使ってブツブツ言うことになるのです。

また何事も面倒臭がったり、テキパキできなかったりする人は、3「一日のうち、座っている時間が長い」状態になります。面倒で、仕事中、適度に立ち上がったりしないのです。

座る状態が長いのは、体によくありません。筋肉の代謝や血流の悪化を招き、ブドウ糖の吸収を促すインスリンの効きが悪くなる『インスリン抵抗性』が起こり、血糖値が上昇するため、糖尿病となるリスクがあります。

さらに、肥満、がん、認知症などの健康リスクも高まるだけでなく、メンタルヘルスにも影響し、1日12時間以上座っている人は、6時間未満の人と比べて、抑鬱や心理的ストレスなどを抱える人が3倍近く多いとの報告もあります。

鼻歌を歌いながら歩くのが最も簡単なトレーニング

⑧「運動系脳番地」のトレーニングで簡単にできてお勧めなのが「鼻歌を歌いながら歩くこと」です。

口を動かしながら歩くことで、「歩く」行為と「口を動かす」という行為を同時に行う必要があり、「歩く」行為に一定の負荷がかかり、⑧「運動系脳番地」をより鍛えることができるのです。

また自分の歌声を聞くことにより、②「聴覚系脳番地」も同時に刺激することになります。

また「腕立て伏せ」は⑧「運動系脳番地」と⑥「思考系脳番地」を連携させるトレーニングとして最適です。

自分の意志で自分の体を支え、ある位置をキープするという行為は、⑥「思考系脳番地」と⑧「運動系脳番地」がきっちり働いていないとできないのです。⑧「運動系脳番地」で重要なのは、⑥「思考系脳番地」で考え、自分の動きを自分で命令して、そのとおりに体を動かすのができるということなのです。

これは人間が自立するために非常に重要なことだと考えています。

歳をとって体が衰えたり、ボケたりすると、人間は自立できなくなります。実際、「腕立て伏せ」ができなくなります。

多くの方々は、お金を自分で稼ぎ、ご飯を食べ、衣服をきちんと着て、生活して、自立できていると言いますが、それは日常生活から見た自立にすぎません。シンプルに「脳の中の自立性」とは何かと問われれば、⑥「思考系脳番地」から⑧「運動系脳番地」に適切な命令をすることだと私は答えます。

その最も基本的な行為が、体全体を腕で支える「腕立て伏せ」を「ゆっくり」と「きっちり」とできることだと考えています。回数は重要ではありません。5

回でも10回でも、毎日継続できることが大切なのです。

また**「お手玉」**もお勧めです。

「お手玉」を上手に行うためには、目で動きを見ることも必要ですし、ある程度、玉の動きを想像しなければなりません。

「お手玉」は、⑧「運動系脳番地」と①「視覚系脳番地」⑥「思考系脳番地」が非常に密接につながっていないとうまくできないのです。

座った状態、立った状態で「お手玉」が上手にできるようになれば、今度は足踏みをしながら挑戦してみましょう。

上半身だけでなく、下半身も不安定な状態で、全身を使って「お手玉」をすれば、さまざまな脳番地が連携します。これこそが、人間生活の基本を鍛える最適なトレーニングになるのではと私は考えています。

第７章

欲求が脳を成長させる

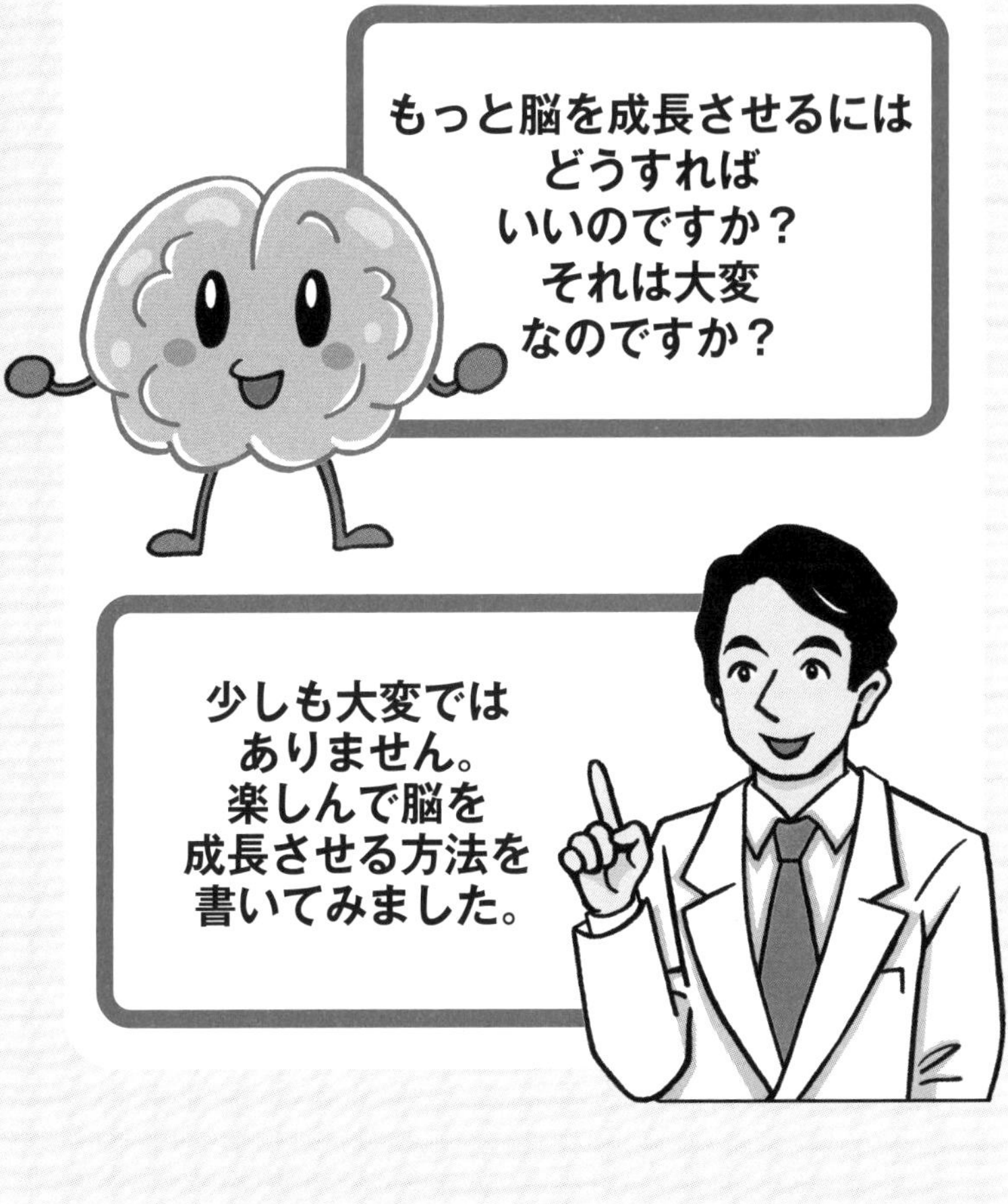
もっと脳を成長させるには
どうすれば
いいのですか？
それは大変
なのですか？
少しも大変では
ありません。
楽しんで脳を
成長させる方法を
書いてみました。

いま、本書を読んでいるあなたは幸せな人生を過ごしている

これまでデジタル機器の脳への影響から、トレーニングさえすれば誰でも脳は死ぬまで成長すること、日常生活の応用で脳をいかに鍛えるかについてお話をしてきました。

その中で、私が強調してきたのが「時間と記憶」です。

たとえば、脳の時間軸が壊れる典型的な病気が「アルツハイマー型認知症」です。アルツハイマー型認知症に罹患すると、昔話が多くなります。

それは、脳の中で時間軸が壊れ、古い記憶と新しい記憶が区別できなくなるからです。

時間軸が壊れると、ますます認知症が進行し、脳だけでなく、たちまち体全体が衰えていきます。

つまり、生まれ育ってからの記憶――自分の長時間のアルバム――を更新し続ける能力というのは、人間が健康で生きていくための重要な要素なのです。

「私はこれまでの人生でいいことがなかったから、昔のことは思い出したくないんですよ」

とおっしゃる方もいると思います。

あなたがどんな生活をされていて、現在、どのような状況にあるのかは、私にはわかりません。

しかしながら、本書を読まれていることから、少なくとも、あなたが生きていて、本を読む能力があり、しかも、自分の脳を成長させたいと人生を前向きに考えていることはわかります。

あなたが、現在の自分に対してどうお考えなのかはわかりませんが、これまであなたにどんな事情があったにせよ、現在、本書を読まれている時点で、あなたは十分に幸せなのです。

もちろん私は早く亡くなった方が不幸だと言っているわけではありません。

人間の人生はその人だけのものであり、幸せであるかどうか、幸せであったかどうかは、本人の感じ方しだいですし、その人にしか判断できません。

そして幸せとは、他人と比較できないものなのです。

私が述べたいのは、あなたが仮に「自分は不幸だった。現在もどん底だ」と考えていらっしゃっても、そんなことはないということです。

現在、本書を読まれているあなたは、自分でどう思っていようが、幸せな人だ。

アルバムは「海馬」に刺激を与え、「自己肯定感」を高めてくれる

そういった意味で、過去の写真をアルバムとして保存しておき、時折見るのは、「あのときは辛かった」「あの頃は幸せだった」「楽しかったな」「嫌だったな」と自分の人生の時間軸を改めて見直す、脳にとって非常にプラスになる作業です。

このアルバム作りはパソコンやスマホのアプリでもできますが、ぜひとも一枚一枚プリントアウトして、紙のアルバムで行って欲しい作業です。

紙のアルバムで作業をするのは手間がかかります。

しかしながら、紙の本と電子書籍について説明したところで述べたように、手間がかかり、「迂回する分」、それぞれの写真やその思い出についての記憶が「海馬」に定着しやすいのです。

一枚一枚を選び、時系列に並べられた写真を見ると、たとえば、写真と写真の間に起きた出来事も思い出します。

「なんであのとき、カメラを忘れたんだろう？　ああそうか、遅刻しそうで慌てて家を飛び出したからなんだな」と記憶が記憶を呼び、さまざまな出来事が脳の中に蘇ってきます。

「この写真は自分で選んだよな」「これはお母さんが選んでくれたんだよな」

そんなふうにアルバムを作ったときのことまで思い出します。

こうして、良かったこと、悪かったことを含めて、思い出す行為は——悪い思い出も現在の自分を作る要素となっているのですから——自分が自分であるという「自己認知」を高め、さまざまな出来事があり、いま、自分はここにいて、生きているという「自己肯定感」を高めてくれます。

アルバムなどを見て人生を振り返ると、自分がこれまで何をしてきて、どういう人たちに出会い、何に価値を置いていたか、ということを再発見し、次に何をしようかという前向きな思考が生まれます。

過去を思い出すだけで、脳全体が働き、現在を生きている実感が沸きますから、無意識のうちに人生に対するモチベーションが上がるのです。

現在幼いお子さんがいらっしゃる方で、お子さんの紙のアルバムを作られていない方は、一緒に作られることをお勧めします。

お子さんが大きくなった頃に見返すことができれば、それはお子さんの脳にとってとても最高のプレゼントになるはずです。

人間の脳というのは、経験で成り立っています。

自分の経験は、人生の目次のようなものです。

アルバムは脳の中の目次を現物化したものですので、これまでの人生を短い時間で見ることができます。

その作業は、まさに、自分自身を再評価することにつながると私は考えています。

その意味では日記もお勧めです。

その日一日に起こったこと、行った場所、感じたことを、一つひとつ日記に書き記すと、強い記憶となって脳に残ります。

また何日か経って、何年か経って、その日記を読み直すことで、出来事記憶は時間軸とともに脳に定着していきます。

私も日記はずっと書いています。

忙しくて机に向かって書けない日は、適当な紙に簡単に書いたりもしています。

日記を読み直すと、一カ月前の私は何を考え、何をしていたのか、自分の軌跡が記されていて、非常に面白いし、自己分析につながります。

仕事をしないとあなたの脳はどんどん衰えていく

次にみなさんにお勧めしたいのは「定年になっても、どんな仕事でもいいし、短い時間でもかまいませんので、働くことを続ける」ことです。

働いて、さまざまな脳番地を使うことで、人間の認知機能は「脳貯金」がなされていきます。

ところが仕事をしなくなると、その「脳貯金」は、10年で使い果たされてしまいます。

これまで仕事をしていたのに、定年になって会社に行かなくなるのは、毎日の仕事で私たちが使っていた脳のエネルギー量がなくなることなのです。

脳は使わなければ衰え、その分、認知機能は低下していきます。

みなさんの中には、「これまで一生懸命に働いてきたのだから、歳をとったらのんびりしたい」と考えていらっしゃる方が多いと思います。

しかしながら、それは脳に関しては、間違った考えです。

脳は使い続けなければ、衰えてくる仕組みになっているのです。

定年になっても、短い時間でもいいのでお仕事をなされれば、お仕事自体で脳を使うだけでなく、一日のうちに自然と時間割ができ、締め切りができます。時計を見て時間を意識して生活をすることになります。

時間に応じて作業を行えば、「海馬」が鍛えられていきます。

そのような生活を送ることで、認知症も遠ざかっていくのです。

神社仏閣の非日常的空間は脳を大きく活性化させる

もうひとつ、みなさんにお勧めしたいのが「神社仏閣に行く」ことです。

神社仏閣には独特の厳粛な雰囲気があります。

神社仏閣に行かれた人は、街の雑踏とは異なるムードを体験されていると思います。

この「日常とは異なる体験」が、脳には大きな栄養になります。

神社や仏閣は脳のパワースポットなのです。

普段は感じないものがインプットされると、脳はそれらをさらに感じようとします。

脳細胞は新鮮な体験が大好きなので、神社や仏閣の非日常的ムードを積極的に吸収しようとするわけです。

神社仏閣が脳にとって良いのは、空気を感じることだけではありません。

神社仏閣には、お参りやおみくじの作法があります。

こういった一連の日本の伝統的な儀式は、脳の仕組みを、非常に繊細に、しかも効果的に刺激するように作られています。

脳の観点から見ると、日本の文化形態はきめ細やかに、脳の発達に大いに役立つようにできているのです。

また神社に行くと、七五三などの年中行事や結婚式なども行われています。

これらの宣伝のポスターを見るだけでも、「自分の子供の七五三は、自分の七五三は、あるいは、自分の結婚式は……」とこれまでの自分と家族の歴史をありありと思い出します。

このことが側頭葉の「海馬」を大きく刺激し、脳を活性化させます。

私の例をお話しします。

私の実家のすぐ近くには、十二社神社があります。家から近いので、私は子供の頃からその神社の境内や参道を掃除したりしていました。

そういった幼い頃からの体験の蓄積があるため、先日、京都の上賀茂神社に行くと、私の脳はさまざまな刺激を受けました。

鳥居の中と外には結界があります。私は鳥居の中に入ったとき、雑念がシャットアウトされるのを体感しました。

また、十二社神社には、私に子供が生まれたときに父が時計を寄付してくれました。当時私はアメリカにいましたが、初孫が生まれた連絡を聞くと、時計を供えてくれたのです。

その時計が現在も、神社の中で動いているのを見ると、当時体験したさまざまな出来事をまざまざと思い起こします。

さらにそのときから26年経ち、長男の成長もイメージできます。

父の初孫への気持ちも、その時計から読み取ることができ、感謝の気持ちでいっぱいになります。

しかも、場所が神聖なパワースポットである神社なのですから、なおさらです。

また、定年後に友人が亡くなったり、夫や妻に先立たれたりした方はぜひ犬や猫などのペットを飼ってみてください。

飼い主が一年歳をとれば、同じだけペットも歳をとります。ペットと同じ時間を過ごし、時間経過を感じることで、記憶力が鍛えられるのです。

それだけではありません。ペットは相手にすれば反応があります。飼い主とコミュニケーションをとることができます。

そのことにより、あなたの「伝達系脳番地」も刺激されます。


犬や猫がお勧めなのですが、「世話が苦手」という方は、同じ時空間を過ごすという意味では、盆栽などの植物でもかまいません。

友人や家族との付き合いが少なくなってきたら、人間以外でもいいので、自分と時間経過をともにできる何かを持つことは大変に重要なことなのです。

「潜在能力細胞」を働かせるのはあなたの「欲求」だ

最後にみなさんにお話ししたいのは、「強い欲求を持とう」ということです。

もちろん悪いことはいけません。

20代の頃、「とにかく〝頭に浮かんだことでやりたいと思ったこと〟は悪いことでなければやればいいんだよ。そうすれば、次が見えてくるんだよ」と先輩に教わりました。

この教えは、20代でなくとも、70代でも80代でも同じだと考えます。

一般的に男性は歳をとると、どんどん欲求が削られていくように見えます。

逆に女性は、〝大阪のおばちゃん〟と呼ばれる元気な方々が良い例のように、欲求が毎日、一つずつ増えていく感じです。

しかしながら、男性も女性も、〝頭に浮かんだことでやりたいと思ったこと〟=〝欲求〟を自問自答し、絶えず発見して衰えさせないことが、脳の成長にも生きるうえでも大切だと私は考えています。

20代の頃に「自分の人生において、選択肢が狭まらないような選択をするといいよ」とも教わりました。

私はこの言葉を座右の銘にして生きてきました。

「自分の選択肢とは何だろう?」と考え、プライベートでは「趣味をいっぱい持とう」「友達との付き合いを増やそう」、仕事の面では「私は研究者だけれども、ビジネス書をたくさん執筆しよう」と考え、実行してきました。

その結果実感したのが、自分の欲求を増やし、チャンスを増やしていくことが、脳の成長につながっていく、ということでした。

自分の欲求とチャンスを増やすことが、脳細胞――「潜在能力細胞」――に新鮮な情報を送ることになるのです。

まずは自己発見です。

このときに役立つのが、先述したアルバムや日記です。

その自己発見から、真の欲求を見つけると、これを実現しようと前向きな気持ちになります。

物事を始めた時、最初に感じた挑戦する気持ちが最も大切です。

脳は初めてのことだから挑戦したいと考えますが、まだ慣れていない分、非効率的な状態なのです。

だから、チャレンジしようと思ってても面倒臭くなってやめてしまう人が多いのです。

この状態が一番辛《つら》いときです。

脳細胞に負荷がかかり、非効率で、脳がなかなかうまく働かなくなっています。脳は一時的に低酸素状態になり、エネルギーの補充が必要で、どう処理していいのかがわからなくなっています。

たいていの人はここで諦めて、自分の脳がイキイキするチャンスを自分で摘んでしまうのです。

しかしながら、脳を成長させられる人は、その負荷を楽しみながら乗り越えることができるのです。

それができない人は、ちょっとやってみただけで、面倒臭いと感じたり、脳に負荷がかかった状態から逃げようとします。

常々脳が楽をすることばかり選択している人は、脳に少しの負荷がかかっただけで、無意識にその負荷の原因となる、これまでしたことのない行動を拒絶してしまうのです。

それを乗り越えるのが「挑戦する」という気持ちです。
「やってみたい」という好奇心です。
「挑戦」という言葉をあえて持ち出すことにより、自分の脳全体を鼓舞します。
そうして新しい行動という負荷で低酸素状態になり、きつい思いを感じている脳のストレスをワクワクした気持ちに変えることが、脳を成長させる秘訣なのです。

頭の中のその変化を上手に行える人が、どんどん若返り、元気に長生きする人生を送れるのだと私は考えます。

しかしながら、新しい挑戦は必ずしもうまくいくとは限りません。

失敗してもいいのです。それは次につながる経験になるからです。

なぜうまくいかなかったのか、そんなふうにフィードバックができることも、

脳の成長にはとても大切なのです。

「なぜ失敗したのか？」を考え、「次はどうすればいいのか？」と前向きに思考をチェンジできる人が、脳をどんどん成長させるのです。

結局、脳がイキイキしている人は、チャレンジに成功しても失敗しても、結果的に脳が成長するのです。

しかし、脳が成長しないタイプは、うまくいかないとやめる、うまくいかないことを無反省にまた行う、最終的にうまくいかなかったら全部やめてしまうのです。

なぜ失敗したのかを考えず、偶然に起きた出来事を繰り返しているだけで、結果的に未来の可能性がしぼんでしまいます。

成功しても失敗しても、フィードバックするタイプとしないタイプの差は、脳の成長に対して非常に大きいのです。

新しい挑戦には、失敗はつきものです。

しかしながら、うまくいかないときにも、失敗を楽しむことが大事なのです。失敗したからといって、後ろ向きになるのでなく、うまくいっていないときのほうが学びが大きいと考えられる人の脳は成長します。

脳は人の意志に適応するように作られています。大志があればその志に適応していきます。

「大リーグに行きたい」「最先端の科学研究をしたい」と思うと、脳はそうなるための仕組みを作っていくのです。

脳に刺激を与える欲求は「未来志向」です。それをどんどん自分自身の中に発見して、挑戦できる人の脳は必ず成長します。

他人の幸せを考える大志は際限なく脳を成長させる

大志に「公共性がある」ことも大切です。

自分自身のことだけを考え、お金さえ儲かればいいとなると、ある程度で満足してしまう場合が多いのです。

一方で、他人が喜んでくれるとか、あるいは社会のためにと行動すると、満足には際限がありません。

これをやれば周りの人が喜んでくれる、これをやれば地域の人が幸せになる、そんなアイデアを考えると、果てしがないのです。

「蒔《ま》かぬ種は生えぬ」といいますが、世の中のためと考えれば、自分の脳が成長していく種を限りなく蒔き続けることになります。それにより他人に感謝されるという報酬が得られます。その結果、さらに種を蒔くという好循環につながっていくのです。

おわりに

「日常生活にほんの少しプラスするだけで高齢になっても脳がぐんぐん成長する」

そのための方法を、わかりやすく、しかもすぐに実践できるように詳しく書いてきました。

たとえば、あなたが新しい車を買ったとします。
あなたは、その車を大切に使うでしょう。
だって、あなたにとってその車は非常に高い買い物で、買い替えるのは難しいのですから。

おわりに

しかしながら、あなたの脳はその車以上にあなたにとって大切なものです。買い替えるのは不可能で、一生使うものなのですから。

さて、本書は私が研究してきた「脳番地」や「脳を成長させる方法」の入門書です。

これまでのどの本よりも、基本的なことをわかりやすく書きました。

最後までお読みになり、「もっと詳しいことを知りたい」とお考えになった方に、以下の本をお勧めします。

本書の内容をもっと専門的に勉強したいと考えたあなたには『50歳を超えても脳が若返る生き方』（講談社+α新書）。

「音読」に興味を持たれた方には、『頭がよくなる！　寝るまえ1分おんどく366日』（西東社）。

「よりより睡眠」を求めていらっしゃるあなたには『脳が若返る最高の睡眠：寝不足は認知症の最大リスク』（小学館新書）。

「脳番地」についてもっと知りたいと思われた人には『アタマがみるみるシャープになる！ 脳の強化書』（あさ出版）。

「家事を脳トレに活かす方法についてもっと勉強したい」という方には『家事で脳トレ65―何歳になっても脳が成長する家事のＨＯＷ ＴＯ』（主婦の友社）。

本書がスタートとなり、あなたの脳が亡くなるまで成長し、幸せな一生を送られることを祈りながら――。

脳内科医　加藤俊徳

おわりに

苦手な「脳番地発見」チェックリスト

①視覚系脳番地

□1「美的センスがない」

□2「道に迷いやすい」

□3「人混みでは人にぶつかってしまう」

□4「空や月をふだんあまり見ていない」

チェック結果＝□個

②聴覚系脳番地

□1「話を聞くのが苦手」

□2「聞いたことを忘れる」

□3「長話を聞いていられない」

□4「音読が苦手」

チェック結果＝□個

③理解系脳番地

□1「アイデアが浮かばない」

□2「言葉の裏を読み取るのが苦手」

□3「アートなどの意図をくみ取れない」

□4「注意力がない」

チェック結果＝□個

④伝達系脳番地

□1「人付き合いが苦手」

□2「自分の考え、思いを伝えられない」

□3「会話を続けるのが苦手」

□4「作文が苦手」

チェック結果＝□個

あなたはいくつ苦手なことがありますか？
各リストのうち、２つ以上当てはまる人は、
トレーニングをすると脳が大きく成長します。

⑦感情系脳番地

- □ 1「人に流されやすい」
- □ 2「相手の気持ちが読み取れない」
- □ 3「自分の感情表現が苦手」
- □ 4「喜怒哀楽や表情が乏しい」

チェック結果＝□個

⑤記憶系脳番地

- □ 1「忘れっぽい」
- □ 2「締め切りを守れない」
- □ 3「遅刻する」
- □ 4「モノを捨てられない」

チェック結果＝□個

⑧運動系脳番地

- □ 1「行動に移すのが苦手」
- □ 2「動きが遅い」
- □ 3「一日のうち、座っている時間が長い」
- □ 4「テキパキできない」

チェック結果＝□個

⑥思考系脳番地

- □ 1「決断力がない」
- □ 2「自制心がない」
- □ 3「リーダーの経験が少ない」
- □ 4「マルチタスクが苦手」

チェック結果＝□個

70歳から脳を成長させるために、すぐやめたほうがいいこと

1「365日、同じルートで通勤したり移動したりすること。もちろん、外に出ないのはもっとよくありません」
2「悪い姿勢」
3「決まりきった行動」
4「物事を嫌々ながら行うこと」
5「他人の悪口」
6「怒ること」
7「喜怒哀楽がないこと」

70歳から脳を成長させるためにすぐに始めたほうがいいこと

1「左手での歯磨き」
2「自分で料理をする」
3「小さいことでいいので目標を持つ」
4「いろいろなことに挑戦する」
5「片付けをする」
6「片足立ち、後ろ歩きをする」
7「未来の予定表をつくる」

加藤俊徳（かとう・としのり）

脳内科医・医学博士。加藤プラチナクリニック院長。株式会社「脳の学校」代表。昭和大学客員教授。脳科学・MRI脳画像診断の専門家であり、脳番地トレーニング法や脳科学音読法を提唱。1995年から2001年まで米ミネソタ大学放射線科でアルツハイマー病やMRI脳画像の研究に従事。帰国後、慶應義塾大学や東京大学などで脳研究に従事し、2006年に「脳の学校」を創業。2013年、加藤プラチナクリニックを開院。「脳を成長させる健康脳医療」をテーマにして、加藤式MRI脳画像診断法で1万人以上の診断や治療を行う。『一生頭がよくなり続ける すごい脳の使い方』（サンマーク出版）、『1万人の脳を見た名医が教える すごい左利き』（ダイヤモンド社）、『頭がよくなる！ 寝るまえ1分おんどく366日』（西東社）、『ADHDコンプレックスのための〝脳番地トレーニング〟』（大和出版）、『一生頭がよくなり続ける すごい脳の使い方』（サンマーク出版）など、著書・監修書多数。

加藤プラチナクリニック公式サイト　https://www.nobanchi.com/

努力なし！
70歳から脳が成長する
すごいライフスタイル

2023年4月6日　第1刷発行

著　者　**加藤俊徳**

発行人　岩尾悟志
発行所　株式会社かや書房
〒162-0805
東京都新宿区矢来町113　神楽坂升本ビル3F
電話　03-5225-3732（営業部）

印刷・製本　中央精版印刷株式会社

ISBN978-4-910364-28-5 C0077